LES INDICATIONS

DES

INTERVENTIONS CHIRURGICALES

DANS LES MALADIES INTERNES

A L'USAGE DES MÉDECINS PRATICIENS

PAR

Le Professeur Dr HERMANN SCHLESINGER

DE L'UNIVERSITÉ DE VIENNE

TRADUCTION FRANÇAISE

Par les Docteurs L. LICHTWITZ et J. SABRAZÈS de Bordeaux

PREMIÈRE PARTIE

Maladies du Système nerveux, des Os et des Articulations, de la Plèvre, du Médiastin, du Système circulatoire, du Tube digestif.

PARIS

VIGOT FRÈRES, ÉDITEURS

23, PLACE DE L'ÉCOLE-DE-MÉDECINE, 23

1905

LES INDICATIONS

DES

INTERVENTIONS CHIRURGICALES

DANS LES MALADIES INTERNES

LES INDICATIONS

DES

INTERVENTIONS CHIRURGICALES

DANS LES MALADIES INTERNES

A L'USAGE DES MÉDECINS PRATICIENS

PAR

Le Professeur Dr HERMANN SCHLESINGER

DE L'UNIVERSITÉ DE VIENNE

TRADUCTION FRANÇAISE

Par les Docteurs L. LICHTWITZ et J. SABRAZÈS de Bordeaux

PREMIÈRE PARTIE

Maladies du Système nerveux, des Os et des Articulations, de la Plèvre, du Médiastin, du Système circulatoire, du Tube digestif.

PARIS

VIGOT FRÈRES, ÉDITEURS

23, PLACE DE L'ÉCOLE-DE-MÉDECINE, 23

1905

PRÉFACE

Ce qui m'a déterminé à publier ce livre, c'est le désir souvent exprimé devant moi par des confrères de posséder un ouvrage concis dont on pourrait, le cas échéant, s'inspirer pour juger des indications à intervenir chirurgicalement dans les maladies internes.

Ce petit livre s'adresse au praticien. Aussi en ai-je élagué tout ce qui n'est pas strictement en rapport avec le sujet spécial que je me suis proposé.

Cependant, on m'a engagé de divers côtés à faire figurer dans chaque chapitre des notions succinctes sur l'étiologie, l'anatomie pathologique, la symptomatologie, le diagnostic clinique et différentiel pour permettre au médecin de s'orienter le plus rapidement possible. Mais tout converge vers le même but, à savoir : apprendre à se déterminer librement lorsque, dans la pratique courante, extra-hospitalière, se pose la question d'une intervention chirurgicale urgente.

Sans doute nous ne traiterons pas individuellement ici de chacune des affections médicales dans lesquelles on a eu par hasard recours à un traitement chirurgical.

Pour éviter tout malentendu, il importe d'indiquer aussi que les renseignements bibliographiques mentionnés à la fin de chaque chapitre ne sont là que pour faciliter les recherches ; souvent, faute de place, des travaux d'une égale valeur ont été omis.

Le lecteur se rendra compte qu'il ne s'agit nullement ici d'une simple compilation. J'ai souvent puisé dans ma pratique hospitalière et privée et d'autant plus que c'est particulièrement dans la sphère de ma spécialité et de mon expérience que se meut le sujet de cet ouvrage.

Ajoutons, en terminant, qu'il y a certainement avantage pour le praticien à ce que ce soit un médecin, de préférence à un chirurgien, qui envisage sous l'angle chirurgical les indications des interventions opératoires dans les affections médicales ; l'exposé des faits ne peut qu'y gagner.

Hermann SCHLESINGER.

Vienne, mai 1903.

LES INDICATIONS
DES
INTERVENTIONS CHIRURGICALES

MALADIES DU SYSTÈME NERVEUX

A. — Maladies du cerveau et des méninges

1. — TUMEURS DU CERVEAU

Étiologie. — Parmi les données étiologiques les plus importantes il faut citer : la présence de tumeurs primitives dans d'autres parties du corps ; la constatation de lésions syphilitiques de la peau, des muqueuses, ou d'un point quelconque de l'organisme.

L'existence d'un processus tuberculeux, surtout pulmonaire, a aussi une grande valeur étiologique ; de même le fait qu'un traumatisme grave de la tête a précédé les phénomènes morbides. La découverte de cysticerques ou d'un kyste hydatique dans un organe est aussi très significative.

Remarques anatomo-pathologiques. — Les tumeurs du cerveau sont primitives ou secondaires.

Le traitement chirurgical vise naturellement surtout les primitives. Parmi les tumeurs primitives les gliomes et les gliosarcomes sont les plus fréquentes des tumeurs cérébrales. Le sarcome peut être primitif ou secondaire.

Le tubercule coexiste presque toujours avec des localisations bacillaires dans d'autres organes.

La gomme s'accompagne de participation des méninges, à de rares exceptions près.

Le carcinome ne s'observe que secondairement ; il est souvent à foyers multiples comme le tubercule et la gomme, tandis que le sarcome et le gliome sont généralement solitaires.

La délimitation de la tumeur d'avec la substance cérébrale est ordinairement très nette pour le sarcome et aussi pour le tubercule dans beaucoup de cas.

Il en est rarement ainsi dans le cas de gomme syphilitique; quant au gliome, il infiltre le tissu cérébral sans ligne de démarcation.

Il n'est pas rare de voir que les gommes partent des méninges et s'enfoncent tellement dans la substance cérébrale qu'elles paraissent y avoir pris naissance. Un véritable empiètement sur le cerveau, encore plus accusé, n'a lieu qu'exceptionnellement dans les tumeurs méningées et plus exceptionnellement encore dans les tumeurs à point de départ osseux faisant saillie dans la cavité cranienne. Ces dernières sont très souvent d'origine métastatique (sarcomes ou carcinomes avec siège primitif de la tumeur dans la glande thyroïde, le sein, la capsule surrénale, la prostate, l'ovaire) et peuvent parfois atteindre un volume considérable.

Les sarcomes se distinguent souvent par une vascularisation exagérée.

Quant à la localisation, il faut retenir la fréquence plus grande des tumeurs au niveau des hémisphères cérébraux.

Puis viennent, par ordre décroissant, le cervelet et la protubérance. A ces deux organes appartient surtout le tubercule solitaire. Dans le cerveau on observe plus souvent le gliome.

Il survient d'abord une hydrencéphalie considérable surtout très prononcée dans les cas de tumeur de la fosse cranienne postérieure.

Parfois il est des régions du cerveau qui paraissent déformées par suite de la compression intense qu'elles ont subie. Les parties qui entourent la tumeur sont souvent ramollies.

Les nerfs de la base du cerveau sont quelquefois comprimés et dégénérés. La calotte cranienne est souvent amincie. Dans deux de nos observations cependant la partie de la calotte qui était voisine de la tumeur située superficiellement était énormément épaissie.

Remarques cliniques. — Le diagnostic de tumeur du cerveau s'appuie sur deux catégories de signes cliniques : les symptômes généraux et les symptômes de lésion en foyer. Parmi les premiers, les plus constants et les plus significatifs sont : la céphalalgie extrêmement violente et la papille étranglée bilatérale. D'autres symptômes, d'une valeur diagnostique moindre, sont : la somnolence, l'obnubilation des facultés intellectuelles (réponses très retardées aux questions que l'on pose), des convulsions générales, des vertiges, des vomissements, le ralentissement du pouls, des troubles passagers de la conscience. Dans beaucoup de cas de tumeur cérébrale on ne découvre pas d'autres symptômes que ceux que nous venons de mentionner. Parfois certains phénomènes cliniques indiquent une lésion d'un territoire déterminé du cerveau. Cette lésion peut être provoquée soit par une altération directe d'une région du cerveau, soit par l'action de la tumeur sur les parties cérébrales qui l'entourent (symptômes de voisinage d'Oppenheim et Bruns), soit enfin par son retentissement à distance sur d'autres parties du cerveau plus éloignées. Parfois le siège de la lésion se révèle à la percussion par une sensibilité plus marquée d'une partie déterminée du crâne.

Les symptômes caractéristiques en foyer appartiennent aux tumeurs des circonvolutions frontale et pariétale ascendantes. Lorsqu'ils existent, on observe souvent des accès typiques d'épilepsie jacksonienne (voir ce chapitre), qui fréquemment sont précédés par des attaques d'épilepsie corticale sensitive dans les mêmes régions du corps intéressées plus tard par les convulsions. Au début, les symptômes paralytiques sont passagers; ils persistent ultérieurement. Souvent ils revêtent tout d'abord le caractère monoplégique et ils aboutissent ensuite à l'hémiplégie.

Les convulsions débutent dans les groupes de muscles paralysés. Le sens du toucher et la notion de position sont souvent très altérés sur la moitié paralysées. Les tumeurs de la troisième circonvolution frontale gauche provoquent une aphasie motrice précoce, mais qui généralement ne devient complète que peu à peu. Les tumeurs des autres parties du lobe frontal ne présentent pas de signes caractéristiques. Cependant, leur diagnostic est parfois possible. On observe souvent un trouble de l'équilibre lorsque le malade est debout ou qu'il marche, trouble qui ressemble tout à fait à l'ataxie cérébelleuse (Bruns). L'hébétude est fréquemment très prononcée. Il y a parfois une tendance maniaque à faire de l'esprit. Il n'est pas rare que la papille étranglée soit un symptôme tardif; elle est plutôt alors unilatérale. Dans certains cas, on remarque, d'après Bruns, une sensibilité circonscrite à la percussion ainsi que du tympanisme cranien. Le diagnostic de tumeur du lobe frontal se confirme lorsque, à l'ensemble de ces symptômes, à l'hémiparésie ou à la monoparésie s'ajoutent ultérieurement de la faiblesse des muscles du tronc, de l'épilepsie corticale ou de la déviation conjuguée de la tête et des yeux avec raideur de la nuque. Les tumeurs du lobe temporal gauche se manifestent souvent par de l'aphasie sensorielle (il en est de même pour le lobe droit lorsque le malade est gaucher). Quelquefois les accès convulsifs sont précédés par des symptômes prémonitoires du côté du nerf acoustique. Dans les stades ultérieurs de la maladie, l'hémianopsie, l'hémianesthésie et l'hémiparésie sont des symptômes fréquents. Une tumeur du lobe occipital peut, en outre des symptômes généraux, occasionner encore une hémianopsie de longue durée qui est isolée, croisée, et homonyme, sans qu'il y ait réaction pupillaire hémiopique. Le diagnostic devient plus certain s'il se montre des symptômes d'irritation oculaire et de la cécité psychique. Lorsqu'à l'hémianopsie s'ajoute de l'alexie et de la cécité verbale, on est en droit de supposer une affection de la substance nerveuse du lobe occipital gauche (Bruns). L'envahissement des deux lobes occipitaux conduit à la cécité psychique.

Les tumeurs du lobule pariétal supérieur provoquent très souvent des troubles de la sensibilité, notamment de la notion de position et du sens stéréognostique et s'accompagnent également d'ataxie laquelle représente probablement un symptôme direct du foyer lésé (Oppenheim).

Les phénomènes moteurs d'irritation et de paralysie ne sont pas rares. Dans les tumeurs à siège profond du lobe pariétal inférieur, on peut observer de l'hémianopsie, mais l'alexie et la cécité verbale ne se rencontrent que dans les cas où la tumeur siège dans le lobule pariétal inférieur gauche.

Les tumeurs du cervelet offrent seulement, comme symptômes directs de lésion en foyer, de l'ataxie cérébelleuse et du vertige.

Les signes de compression des organes voisins font défaut lorsque la tumeur siège sur la face supérieure du cervelet, mais ils sont fréquents lorsque son siège est basal. Dans le cas de paralysie unilatérale du cinquième au douzième nerf cranien, la tumeur se trouve d'habitude du côté de la paralysie, il en est de même pour la paralysie associée des muscles abducteurs des yeux. Les phénomènes de compression intracranienne apparaissent tôt; les convulsions (avec opisthotonos) sont fréquentes (voir Oppenheim).

Diagnostic. — Le diagnostic d'une tumeur du cerveau peut être établi dans la majorité des cas. Une céphalalgie intense, opiniâtre, résistant à tout traitement, doit éveiller le soupçon. S'il existe en même temps une papille étranglée des deux côtés, une légère obnubilation de la conscience, des vomissements au moment des exacerbations, il est très probable qu'il s'agit d'une tumeur cérébrale. Quelques signes généraux tels que vertiges, ralentissement du pouls, modifications de la sécrétion urinaire, accès épileptiformes aideront puissamment au diagnostic, surtout si on note une progression constante des phénomènes morbides et une augmentation croissante du nombre des accès[1].

On pourra établir un diagnostic de localisation plus exact lorsque des symptômes de lésion en foyer marqueront le début et se dérouleront lentement.

Si la papille étranglée manque, ce n'est qu'après l'apparition de ce symptôme que le diagnostic sera possible. Le fait que les symptômes d'irritation ou de paralysie tels qu'ils surviennent par suite de lésions des circonvolutions frontale et pariétale

1. Parfois la maladie débute brusquement, au milieu d'une santé parfaite, comme nous l'avons déjà observé plusieurs fois; il en était ainsi dans deux de nos cas; la tumeur, qui avait fait saillie au dehors, était accessible à la palpation, seulement recouverte par la chevelure épaisse des malades.

ascendantes sont le plus souvent dus à des tumeurs est d'une importance pratique capitale. L'absence ou l'apparition tardive de symptômes généraux très fréquemment notée dans ces cas ne saurait être invoquée contre l'idée de tumeur, à l'encontre de ce qui a lieu pour d'autres territoires encéphaliques (Bruns). Pour ce qui est du diagnostic de tumeur des autres régions du cerveau, on utilisera les symptômes nettement accusés sus-mentionnés mais on ne perdra pas de vue que les symptômes nettement accusés méritent seuls d'être pris en considération. On tiendra compte aussi de la succession des phénomènes cliniques ; il faut également que les constatations faites au niveau du crâne concordent avec le siège présumé de la tumeur.

Ces derniers symptômes, dont nous n'avons pas encore parlé jusqu'à présent, comprennent : la céphalalgie bien localisée, en connexion avec une sensibilité locale à la percussion du point correspondant ; l'apparition de saillies sous forme de tumeur de la calotte cranienne, enfin le bruit de pot fêlé. Ce dernier symptôme, dont l'importance a été signalée dans ces derniers temps par plusieurs bons observateurs (Mac Ewen, Bruns, Oppenheim, et d'autres) se rencontre plus souvent chez l'enfant. Je n'ai pu le constater chez l'adulte, bien que je l'aie cherché dans vingt cas environ. Lorsqu'il existe un bruit de pot fêlé et du tympanisme et qu'ils concordent avec les autres symptômes de lésion en foyer, ils sont d'une grande importance. Maintes fois la sensibilité circonscrite à la percussion du crâne a permis d'établir un diagnostic exact au début de l'affection. Lorsque, par suite de l'usure de la paroi cranienne, la tumeur proémine, devient appréciable à la palpation et apparaît fluctuante, comme cela s'observe surtout dans les cas de kyste hydatique, on est en mesure de porter presque à coup sûr le diagnostic topographique.

Toutefois ce symptôme local, la voussure du crâne, en apparence si démonstratif, peut parfois prêter à des erreurs grossières, soit qu'une tumeur osseuse se trouve à côté d'une tumeur cérébrale, soit qu'une tumeur de la dure-mère siège sur une tumeur de la substance cérébrale. Deux cas personnels en font foi.

Le premier cas concernait une femme de cinquante-deux ans, qui entra à l'hôpital dans un état de somnolence très avancé; quelques plaintes de céphalalgie; pas de convulsions; pouls normal. Légère exagération des réflexes tendineux du côté droit; pas d'autre trouble de motilité ni de sensibilité autant qu'on pouvait en juger; nerfs craniens intacts. Immédiatement avant la mort, la papille gauche était effacée et les quelques jours précédents on avait constaté une hémiparésie rapidement progressive de la moitié droite du corps. Comme six ans auparavant on l'avait opérée d'un fibro-sarcome récidivé de la paroi abdominale, on ajouta une grande importance à la découverte d'une tumeur grosse comme la moitié d'un noyau de prune, d'une dureté osseuse, non mobile, qui se trouvait en avant et au-dessus de l'oreille gauche. La tumeur fut prise pour une métastase osseuse comprimant le lobe frontal ; on pensa tout d'abord à l'intervention chirurgicale, mais le dépérissement considérable de la malade la contre-indiquait.

La nécropsie montra un volumineux sarcome du lobe frontal gauche et, exactement au même niveau, mais complètement séparée de lui, se trouvait une exostose du crâne.

L'autre observation a trait à un jeune homme de vingt-six ans, qui avait été pris de céphalalgie occipitale violente, d'une raideur de la nuque excessive, de vomissements incoercibles et qui présentait parfois de la somnolence et de temps en temps des convulsions toniques de tout le corps avec opisthotonos. Nerfs craniens intacts, l'hypoglosse gauche (déviation de la langue à gauche) et l'optique exceptés; tant qu'on put faire l'examen, on constata en effet une hémianopsie gauche double. Au niveau de la partie supérieure de l'écaille de l'occipital existait à droite une voussure volumineuse, à sommet aplati, très sensible à la pression. Papille étranglée double se terminant rapidement par l'atrophie. On avait diagnostiqué une tumeur osseuse ou dure-mérienne, au niveau du lobe occipital droit. Mort subite.

La nécropsie montrait un endothéliome de la dure-mère au-dessus du lobe occipital droit, avec usure très marquée du crâne, et un énorme gliome avec hémorrhagie récente dans le lobe occipital droit.

L'apparition de bruits vasculaires perceptibles objectivement pourrait être utilisée pour le diagnostic d'un anévrysme ou d'une tumeur très vasculaire (sarcome) intra-craniens ; la coexistence d'une tuberculose serait en faveur d'un tubercule cérébral ; des lésions syphilitiques plaideraient pour une affection gommeuse ; une tumeur primitive pour la possibilité de métastases ; enfin des échinocoques et des cysticerques dans d'autres organes pourraient faire penser à des formations analogues dans le cerveau.

Diagnostic différentiel. — Tant que la tumeur ne provoque que des symptômes généraux, la possibilité d'une confusion avec d'autres maladies est grande. La constatation d'une papille étranglée restreint déjà le champ des possibilités, et s'il existe en même temps de la céphalalgie continue et de la somnolence, le diagnostic se circonscrit encore.

Parfois le diagnostic différentiel d'avec l'*abcès du cerveau* (voir ce dernier) est très difficile à établir. En outre de ce que nous dirons plus loin, il importe de faire ressortir que, d'après notre expérience, les abcès s'accompagnent parfois de papille étranglée, tout à fait à leur début. Mais ce sont des cas relativement rares. De plus nous voudrions mentionner que des mouvements fébriles ne sont pas toujours un signe exclusif d'un abcès, mais peuvent aussi survenir, comme symptôme concomitant d'une tumeur (dans la tuberculose, plus rarement dans la carcinose). Cela s'observe surtout chez des enfants porteurs d'autres lésions tuberculeuses.

Dans un de nos cas — qui était resté plusieurs semaines en observation et qui avait laissé supposer une affection du lobe frontal — il exista, durant plusieurs semaines, de la fièvre à marche irrégulière. A l'autopsie, on constata un gliome diffus, infiltrant les circonvolutions du lobe frontal droit. L'examen minutieux, pratiqué par le professeur Weichselbaum, ne faisait découvrir aucune autre lésion pouvant expliquer les mouvements fébriles.

Plus rarement se posera la question de savoir si on a affaire à une thrombose (ou phlébite) des sinus ou à une tumeur cérébrale (Voir le chapitre : *Thrombose des sinus*).

Oppenheim a dit à juste titre que le diagnostic différentiel entre une tumeur et l'hydrocéphalie acquise n'est presque jamais possible avec certitude, d'autant que cette dernière affection complique très souvent les tumeurs cérébrales. Cet auteur fait ressortir comme importants les points suivants de diagnostic différentiel qui parleraient en faveur de l'hydrocéphalie : la forme hydrocéphalique du crâne (nous l'avons déjà rencontrée dans des cas de tumeur avec hydrocéphalie), une durée de plusieurs années, et enfin l'absence de symptômes en foyers bien prononcés.

La possibilité d'une confusion avec la paralysie générale est d'une grande importance pratique, surtout si elle se présente d'une façon précoce sous les allures d'une épilepsie corticale. La constatation d'une papille étranglée permettra d'exclure la paralysie ; l'immobilité réflexe complète de la pupille ne se rencontrera guère que dans les cas de tumeur. Dans les stades terminaux de l'affection, on peut observer, notamment chez des malades atteints de tumeurs multiples, des symptômes presque analogues à ceux de la paralysie générale.

J'ai observé un cas de tumeur cérébrale, opéré avec succès, qui avait été pris par plusieurs médecins distingués pour une paralysie générale. A l'examen du fond de l'œil, on avait vu une papille étranglée, ce qui m'avait permis d'établir le diagnostic de tumeur.

On pourra penser à l'épilepsie ordinaire, au point de vue du diagnostic différentiel, lorsque la tumeur débute par des convulsions ; mais d'autres symptômes des tumeurs faciliteront le diagnostic. La papille étranglée ne se rencontre pas dans l'épilepsie vulgaire.

L'épilepsie jaksonienne qui ne serait pas provoquée par une tumeur (due par exemple à un ramollissement, à la formation de cicatrices, etc.) ne montre pas, d'habitude, une tendance à la progression des phénomènes morbides.

L'urémie et la tumeur cérébrale peuvent parfois présenter les mêmes symptômes. Des maux de tête, des vomissements, un ralentissement du pouls peuvent s'observer dans les deux affections, et une affection rénale peut aussi occasionner une névrite optique, même avec gonflement de la papille.

D'un autre côté une tumeur cérébrale se combine parfois avec l'albuminurie. Des éléments de l'épithélium rénal trouvés dans l'urine feraient plutôt penser à de l'urémie : il faut cependant admettre la possibilité d'une affection rénale se développant simultanément avec une tumeur cérébrale, ainsi qu'il appert de plusieurs de nos observations.

Quant à la sclérose en plaques, qui n'a donné lieu que dans quelques cas rares à une confusion avec une tumeur cérébrale, elle se caractérise par l'absence de papille étranglée, de céphalalgie continue et de somnolence, puis par le manque de sensibilité de la calotte cranienne à la percussion et par l'existence de phénomènes spinaux manifestes.

Indications des interventions opératoires. — Elles peuvent avoir deux buts : 1) l'extirpation complète de la tumeur ; 2) l'exécution d'opérations palliatives pour remédier à certains phénomènes pénibles ou menaçants.

La première indication ne se pose que dans un nombre de cas relativement restreint. On ne doit procéder à une extirpation que lorsque le diagnostic (tumeur cérébrale) est certain, que lorsque le diagnostic local peut être établi d'une manière assez exacte, et que la tumeur se trouve à un endroit du cerveau accessible au bistouri. L'opération est praticable si la tumeur est bien délimitée et ne dépasse pas un certain volume. Pour ce qui est de l'accessibilité, les différentes parties du cerveau peuvent se classer, d'après Bruns, dans l'ordre suivant : 1) circonvolutions frontale et pariétale ascendantes ; 2) centres de la parole ; 3) lobes frontaux ; 4) lobes occipitaux ; 5) lobes temporaux. Par conséquent ce sont précisément les parties du cerveau permettant un diagnostic local précoce et certain qui sont le plus facilement accessibles à une opération (Bruns). Lorsque les tumeurs de ces régions ont été diagnostiquées d'une façon certaine, les chances opératoires sont relativement bonnes. Quant aux tumeurs du cervelet, bien qu'elles soient parfois accessibles, d'après Oppenheim et Bruns, il ne faut pas conseiller leur ablation parce que cette opération a donné jusqu'à présent de très mauvais résultats. L'opération de tumeurs siégeant sur d'autres points du cerveau que ceux indiqués plus haut ou implantées sur la base du crâne ne doit pas être tentée (au moins jusqu'à présent), à cause du pronostic très néfaste *quoad vitam*.

Le plus souvent il est impossible de dire d'emblée si la tumeur part de la substance cérébrale, des méninges ou de l'os. Le point d'origine est toutefois sans importance pour l'indication opératoire, pourvu qu'on ait pu diagnostiquer d'une manière exacte le siège de la tumeur.

Même, lorsqu'on peut supposer son siège souscortical dans une des régions cérébrales sus-mentionnées, l'intervention est indiquée dans les mêmes conditions que pour les tumeurs corticales. Relativement au diagnostic de la nature du néoplasme et de son indication opératoire, on doit se laisser guider par les considérations suivantes : lorsqu'on constate la tuberculose dans un organe et qu'il existe des mouvements fébriles il est probable que la tumeur cérébrale est un tubercule ; mais alors, le plus souvent, on n'a pas seulement affaire à *une tumeur*, mais à plusieurs ; parfois il existe même d'autres altérations étendues sur les méninges et dans la moelle. Malgré ces éléments d'appréciation défavorables maintes fois invoqués, il faudrait quand même, dans certaines conditions, conseiller l'intervention chirurgicale ; l'observation de Krönlein et d'autres auteurs ainsi que le cas que j'ai observé moi-même parlent en faveur d'une intervention dans les cas de tubercule cérébral. Ces conditions sont : 1) une tuberculose peu avancée des organes internes, un état général assez bon, l'absence d'élévations de température ; 2) le manque de signes de méningite et de tuberculose vertébrale ; 3) l'existence de symptômes indiquant un foyer isolé.

Si les symptômes de tumeur ont été précédés par une affection syphilitique manifeste, si sur l'une ou l'autre moitié du corps se sont montrés des accidents de tertiarisme et que le soupçon de gommes cérébrales soit justifié, nous ne penserons à la possibilité d'une intervention chirurgicale que dans certaines conditions, qui, d'après Friedländer et à mon avis, sont les suivantes : 1) lorsqu'il y a progression des phénomènes morbides et menace de mort malgré l'administration d'un traitement spécifique très énergique; 2) lorsque la tumeur, après le traitement spécifique, est restée stationnaire et que le foyer est facilement accessible et, selon toute apparence, de volume minime; 3) lorsque l'épilepsie jacksonienne persiste, bien que les autres symptômes de tumeur aient disparu. Les contre-indications sont les suivantes : 1) existence d'une syphilis basale ou spinale très étendue; 2) dépérissement et dépression des forces très marqués; complications amyloïdes ou autres du côté des organes internes.

Lorsqu'il s'agit d'une tumeur cérébrale métastatique, on ne pensera que très rarement à une intervention opératoire; elle est cependant indiquée, lorsque : 1) la tumeur primitive a été enlevée et que, sauf la tumeur cérébrale, on ne constate pas cliniquement d'autre métastase; 2) lorsque, d'après les phénomènes cliniques, il n'y a pas lieu de penser à des tumeurs cérébrales multiples, et que la région cérébrale atteinte est facilement accessible; 3) lorsque l'état général du malade est satisfaisant. D'après ce que nous venons de dire, la multiplicité des tumeurs, lorsqu'elle peut être reconnue avant l'opération ou qu'elle peut seulement être supposée d'après les symptômes, représente une contre-indication formelle pour une opération radicale. Le fait d'avoir reconnu la nature d'une de ces productions qui intéressent généralement plusieurs régions des centres nerveux (tubercule, gomme, cysticerque, etc.) ne suffit pas pour permettre d'établir le diagnostic de « tumeur multiple ».

Quant au volume de la tumeur en question, on n'a que rarement des données exactes et, pourvu que les autres indications poussent à l'opération, la supposition d'une tumeur volumineuse ne doit pas être mise en balance contre elle. Plus tôt l'ablation de la tumeur est pratiquée et plus on a de chances d'aboutir à une extirpation totale. On ne doit cependant pas procéder trop hâtivement à l'opération avant que le diagnostic soit bien certain; *mais dès que le diagnostic général et local d'une tumeur cérébrale est sûr, dès que la syphilis et le tubercule peuvent être exclus et qu'il est possible de recourir à l'intervention chirurgicale, celle-ci est d'une indication pressante.*

Les **opérations palliatives** dans le cas de tumeurs cérébrales sont indiquées, alors même que les symptômes locaux font défaut, lorsque les symptômes de pression intracranienne dominent la scène et qu'ils occasionnent des troubles insupportables. Elles sont surtout indiquées pour combattre une céphalalgie atroce et une papille étranglée qui menace de se terminer par l'atrophie, car dans plusieurs cas on a réussi par l'opération à éviter que le malade devienne aveugle. De plus ces interventions doivent être pratiquées lorsque apparaissent des convulsions générales répétées.

Ces interventions sont : la ponction lombaire et

l'ouverture du crâne avec, éventuellement, ponction des ventricules. Nous possédons déjà d'assez nombreux documents sur la ponction lombaire dans les tumeurs cérébrales, qui montrent que cette intervention n'est pas toujours sans gravité. Lichtheim et Fürbringer ont en effet rapporté quatre observations dans lesquelles la ponction lombaire fut suivie de mort; plus tard on a rapporté encore d'autres cas semblables.

Moi aussi je possède une observation analogue que j'ai recueillie il y a plusieurs années.

Un jeune homme présentant des symptômes de tumeur du lobe occipital montrait des phénomènes de pression intracranienne graves (ralentissement considérable du pouls, vomissements, céphalalgie atroce, ébauche de respiration de Cheyne-Stokes). La médication interne étant restée sans effet, on avait procédé à la ponction lombaire. Déjà, pendant que le liquide spinal s'écoulait (on n'avait laissé s'écouler que quelques centimètres cubes) les maux de tête devenaient insupportables; puis survenait un état de somnolence et plus tard des convulsions. Mort au bout de vingt-quatre heures. A l'autopsie, on constata une hémorragie récente dans un gliome du lobe occipital droit.

Dans d'autres cas cependant (comme aussi chez un de mes malades chez lequel on avait pratiqué la ponction lombaire quatre fois), on a observé une rétrocession de quelques symptômes. L'opération sera indiquée lorsqu'on sera en présence de symptômes inquiétants, d'exagération de la pression intracranienne avec papille étranglée menaçant de se terminer par l'atrophie, et que la trépanation ne sera pas acceptée.

Si, d'après la marche clinique de la tumeur, il y a lieu de la supposer très vasculaire, l'intervention sera contre-indiquée. Il faut faire la ponction avec beaucoup de prudence ; on doit arrêter l'écoulement s'il est rapide et interrompre l'opération tout de suite si : 1) la pression devient très basse d'emblée ou très rapidement ; 2) s'il survient des troubles menaçants du côté de la respiration et de la circulation (Oppenheim).

On a souvent procédé, dans ces dernières années, à l'ouverture du crâne pour diminuer la pression intracranienne. Si le cerveau, en bouchant l'ouververture faite par la trépanation, empêche le libre écoulement du liquide et que les phénomènes de pression intracranienne exagérée persistent (cela ne se produit pas toujours ainsi nécessairement), une seule intervention s'impose, la *ponction des ventricules latéraux*. Il arrive parfois qu'après ces opérations on voit rétrocéder, dans des cas de néoplasme inopérables, des symptômes de lésion en foyer très manifestes.

Nous possédons sur ce sujet une observation très instructive. Un jeune homme présenta, plusieurs mois après un traumatisme du crâne, des convulsions ayant le caractère de l'épilepsie corticale. Un traitement bromuré fit cesser ces phénomènes durant deux ans. Puis survint un état épileptique, de la somnolence, une papille étranglée très nette, une céphalalgie violente et une hémiplégie gauche. Ouverture de la calotte et de la dure-mère au-dessus des circonvolutions frontale et pariétale ascendantes ; il se développa, à ce niveau, une volumineuse saillie extérieure qui n'était recouverte que par le cuir chevelu. On ne toucha pas à cette production faisant hernie à travers la brèche cranienne, et cependant les phénomènes de paralysie rétrocédèrent considérablement; les convulsions disparurent, de même la céphalalgie et la papille étranglée jusqu'à ce que la mort survînt. Le malade pendant plusieurs mois avait pu exercer sa profession ; il était mort après une aggravation rapide. A l'autopsie, on constata la présence d'un volumineux gliosarcome infiltré dans tout l'hémisphère droit. Apparemment la tumeur avait encore augmenté de volume, et malgré cela les symptômes généraux et locaux s'étaient considérablement amendés après l'opération (Voir les détails de ce cas : *Neurolog. Centralbl.*, 1895, p. 702, et 1898, p. 974).

Dans un autre cas que j'ai observé et dans lequel il s'agissait d'une tumeur cérébrale de la base, l'ouverture de la calotte avec intercalation consécutive de la plaque osseuse enlevée a eu moins de succès. Ni la papille étranglée, ni aucun autre symptôme de la tumeur cérébrale ne furent favorablement influencés par l'opération.

Pour ce qui est du *pronostic* de l'opération, les nombreux insuccès des dernières années nous ont rendu plus prudents. Dans six pour cent environ des cas, on trouve réunies toutes les indications pour une intervention chirurgicale directe, mais dans environ trois ou quatre pour cent des cas seulement on peut espérer une ablation radicale et partant une guérison.

Les tumeurs des circonvolutions frontales et pariétales ascendantes donnent les meilleurs pronostics parce qu'on peut les diagnostiquer le plus tôt et le plus sûrement. Toutes les autres tumeurs ont un pronostic plus défavorable pour ce qui est de la guérison par une intervention opératoire ; les tumeurs du cervelet offrent les plus mauvaises chances de guérison.

Les **phénomènes morbides provoqués par l'opération** peuvent être si graves qu'ils occasionnent la mort (Oppenheim dans sa statistique ne trouve pas moins de 37,7 0/0 de cas de mort du fait de l'acte opératoire). L'intervention peut encore être suivie de phénomènes morbides plus graves encore que ceux que la tumeur extirpée avait occasionnés elle-même, par exemple, de paralysies, ou, comme dans un de nos cas, d'une aphasie motrice complète qui avait duré plusieurs mois et qui ne s'était améliorée que petit à petit; ou comme dans un autre de nos cas, de phénomènes d'ataxie corticale prononcés, etc. Dans la plupart des cas, la lésion qui est consécutive à l'opération provoque des phénomènes graves au début qui plus tard s'amendent petit à petit. La progression des symptômes à la suite de l'extirpation complète de la tumeur — ce qui pourrait être dû à une encéphalite — ne paraît s'observer que très rarement. Malgré cette possibilité de créer des phénomènes paralytiques graves par l'intervention chirurgicale, on ne doit pas reculer devant l'opération, car la tumeur menacerait plus tard la vie.

Suites de l'abstention opératoire. — Si on ne pratique pas d'opération radicale ou palliative, malgré les indications sus-indiquées, la médication interne n'a que peu de chances de succès. Parfois néanmoins, dans des cas de productions non syphilitiques, un traitement spécifique intensif (fortes doses d'iodure et injections mercurielles) a amené une rétrocession passagère des phénomènes. Mais une guérison par la médication interne ne semble être que très rare ; il en est de même de la guérison spontanée par calcification de la tumeur.

Si on s'abstient d'opérer, c'est la mort à brève échéance, ou tout au moins l'aggravation des phénomènes morbides qui exigeaient l'opération.

Les risques de l'opération au cas d'une erreur diagnostique. — L'ouverture du crâne n'est pas une opération exempte de dangers. L'hémorragie venant du diploé peut être mortelle, et, par suite de la trépanation du crâne, peut survenir une encéphalite traumatique et de l'œdème cérébral. Parfois il se développe aussi une hernie célébrale durable ou, par suite de l'adhérence des méninges entre elles et avec l'écorce, une épilepsie jacksonienne. Il s'ensuit que l'ouverture de la boîte crânienne (à la pince coupante ou au trépan) ne doit être pratiquée que lorsque le diagnostic de tumeur est certain.

BIBLIOGRAPHIE

OPPENHEIM, *Hirntumoren*, 2. Aufl. (Nothnagel's *Handbuch der spez Pathologie*, Wien, 1902).

BRUNS, *Geschwülste des Nervensystems*, Berlin, S. Karger, 1897.

BERGMANN, *Chirurgische Behandlung der Hirnkrankheiten*, 3. Auflage, Berlin, 1899.

GOWERS, *Lehrbuch der Nervenkrankheiten*, Bonn, 1892.

A. STARR, *Tumors of the brain* (*Med. News*, 1886, June).

CHIPAULT, *Chirurgie opératoire du système nerveux*, Paris, 1895.

A. PILCZ, *Tumor cerebri und chirurgische Eingriffe*, Sammelreferat (*Centralblatt. f. d. Grenzgebiete der Medizin und Chirurgie*, 1899).

F. SCHULTZE, *Zur Diagnostik und chirurgischen Behandlung der Hirntumoren* (*Deutsche Zeitschrift für Nervenheilkde*, Bd. IX).

HENSCHEN, *Hirntumoren* (*Handbuch der speziellen Therapie* von Pentzold-Stinzing, 3. Auflage).

KRÖNLEIN, *Dauerheilung eines Hirntuberkels* (*Arch. für klin. Chirurgie*, Bd. LXIV).

2. — ABCÈS DU CERVEAU

Étiologie. — L'abcès du cerveau doit être presque toujours considéré comme une affection secondaire. Les données étiologiques les plus importantes sont : 1° les affections otitiques; 2° les traumatismes du crâne; 3° les affections d'origine nasale; 4° les maladies métastatiques (notamment celles qui surviennent au cours d'affections pulmonaires putrides et dans les septicémies); 5° les suppurations craniennes chroniques. Les deux premières conditions étiologiques sont de beaucoup les plus fréquentes. Parmi les affections auriculaires, les seules en question sont les otites moyennes suppurées et les inflammations de l'apophyse mastoïde.

Remarques anatomo-pathologiques. — L'abcès peut être aigu, subaigu ou chronique. Le plus souvent il est unique; les abcès métastatiques sont fréquemment multiples. Les abcès aigus dus à des propagations de voisinage sont plutôt superficiels; les chroniques siègent plus profondément dans la substance cérébrale. Quant à leur localisation, nous ferons remarquer que les abcès cérébraux traumatiques sont le plus souvent superficiels, en regard du point traumatisé, que les abcès otogènes siègent surtout dans le lobe temporal et dans le cervelet et que les abcès rhinogènes se rencontrent dans les lobes frontaux. En général les abcès cérébraux d'origine osseuse se localisent de préférence dans les régions du cerveau qui sont immédiatement voisines de l'os malade.

L'abcès cérébral peut acquérir le volume d'une pomme et plus. Les méninges sont presque toujours intéressées dans l'abcès d'origine traumatique et participent souvent aussi à l'inflammation dans l'abcès otitique. Dans les formes foudroyantes, on observe souvent une méningite cérébro-spinale aiguë suppurée; dans les abcès subaigus, on rencontre un foyer de méningite localisée avec adhérences des méninges à la surface du cerveau, parfois aussi une méningite séreuse avec exsudat séreux abondant. L'abcès otitique se complique parfois de thrombose du sinus latéral et d'abcès extradural. Lorsque l'abcès persiste longtemps il peut s'encapsuler, progresser de nouveau ultérieurement et se faire jour même au bout de plusieurs années.

Remarques cliniques. — Diagnostic. — L'abcès reste souvent latent pendant toute son évolution. Dans d'autres cas, il existe des phénomènes généraux et des symptômes cérébraux, tels que céphalalgie, vertige, sensibilité locale du crâne, somnolence, modifications du pouls (ralentissement), convulsions, délire. Il peut y avoir élévation de la température. Souvent surviennent aussi des frissons. Cependant, l'absence de fièvre dans l'abcès cérébral n'est pas rare (Mac Ewen). Notamment, dans les cas subaigus, la papille étranglée est plus fréquente qu'on ne l'avait supposé autrefois. Parmi les symptômes locaux (qui apparaissent souvent seulement dans les stades terminaux), nous ne citerons que les plus importants : lorsque l'abcès siège dans le lobe temporal, on observe une aphasie sensorielle, parfois avec hémianopsie bilatérale homonyme. A plusieurs reprises, des auteurs (notamment Oppenheim) ont remarqué un trouble curieux désigné du nom d' « aphasie optique » (impossibilité pour les malades, de dénommer les objets qu'on leur montre). Plus tard, lorsque le processus progresse rapidement, il y a hémiparésie de la moitié opposée du corps, parfois des convulsions revêtant le caractère de l'épilepsie corticale.

Lorsque l'abcès se trouve dans le lobe frontal, alors même qu'il est très volumineux, les symptômes locaux font souvent défaut. Parfois on observe de l'ataxie ressemblant à celle qu'on rencontre dans les affections cérébelleuses et des troubles psychiques particuliers (tendance maniaque à faire de l'esprit). Dans les périodes avancées, on voit survenir du côté opposé une hémiplégie qui progresse rapidement. La papille étranglée n'apparaît souvent que très tardivement.

L'abcès de la région corticale motrice détermine des paralysies (souvent des monoplégies) et des phénomènes d'irritation (épilepsie corticale). Les convulsions débutent de préférence dans les extrémités paralysées.

Dans l'abcès du cervelet existent parfois une légère raideur de la nuque, une douleur dans l'occiput, du vertige et des troubles de coordination (troubles de la marche). Les abcès du lobe occipital provoquent souvent une hémianopsie homonyme bilatérale.

Le crâne est bien des fois sensible à la percussion au niveau de la partie affectée.

Le diagnostic est souvent possible. Il se base sur cet élément étiologique très important : la suppuration d'une cavité cranienne (surtout de l'oreille ou du sinus frontal) ou d'un point quelconque du corps (notamment des bronches). Le diagnostic devient encore plus manifeste s'il y a des mouvements fébriles, des frissons avec sueurs consécutives; des signes d'une affection rapidement progressive entraînant une hypertension intracranienne (névrite optique, phénomènes paralytiques, aphasie sensorielle ou optique, hémianopsie), de la céphalalgie, des vertiges, des convulsions, une sensibilité exagérée du crâne à la percussion, un bruit de pot fêlé, des vomissements.

Le diagnostic de localisation se heurte souvent à des difficultés considérables. On a la plus grande certitude dans le diagnostic des abcès du cerveau d'origine otitique lorsqu'on trouve des symptômes permettant de conclure que la maladie siège dans une partie du cerveau où l'abcès otitique se développe d'habitude (Körner).

Au point de vue du *diagnostic différentiel*, il importe surtout de distinguer l'abcès du cerveau otitique de l'abcès otitique extradural (pachyméningite externe suppurée), de la thrombose des sinus et de la méningite cérébro-spinale suppurée. L'image clinique peut être la même dans les trois affections. La ponction lombaire nous renseignera si l'on a affaire à une méningite. Lorsque l'affection s'est développée après un traumatisme, au bout d'un laps de temps de huit à quinze jours, et qu'il existe des symptômes de lésion en foyer, il est probable qu'il y a coexistence d'un abcès cortical et de méningite, surtout si les symptômes de méningite se révèlent en même temps. Un torticolis, une sensibilité anormale de la veine jugulaire à la pression, une infiltration le long de cette dernière avec thrombose parleraient en faveur d'une thrombose des sinus ; cette hypothèse serait encore confirmée par l'œdème et la douleur à la pression de l'apophyse mastoïde, signes qui cependant se rencontrent aussi dans l'abcès extradural. Au point de vue pratique, un fait a aussi son importance, à savoir que la simple suppuration de l'apophyse mastoïde peut occasionner des symptômes cérébraux des plus graves, probablement par suite d'une méningite séreuse.

Contre l'idée d'une tumeur cérébrale parleront l'élévation de la température (qui manque le plus souvent dans les tumeurs du cerveau), la progression relativement lente des symptômes en foyer, car dans l'abcès l'apparition des symptômes en foyer est le plus souvent le commencement de la fin.

Chez les enfants atteints de processus tuberculeux (ganglions, etc.), chez lesquels on verrait survenir de la fièvre, il faudrait avant tout penser à la tuberculose du cerveau et des méninges.

Indications des interventions opératoires. — Chaque fois que l'on a établi cliniquement, avec certitude, le diagnostic de suppuration intracranienne, on doit procéder, aussi vite que possible, à l'opération quelle que soit l'origine de l'abcès. Une méningtie cérébro-spinale suppurée diffuse, une dépression considérable des forces ou d'autres phénomènes morbides très graves constitueraient seuls une contre-indication. Il n'est pas absolument nécessaire, bien que cela soit toujours désirable, de faire un diagnostic topographique exact du foyer suppuratif. Le point d'origine de la suppuration sera d'une grande importance pour déterminer le siège de l'abcès et partant pour indiquer la marche de l'opération à suivre (le siège de prédilection des abcès cérébraux otitiques se trouve dans le lobe temporal ou dans le cervelet; celui des abcès rhinogènes dans le lobe frontal).

Si l'on a affaire à une affection auriculaire suppurative avec troubles cérébraux concomitants ne permettant pas d'affirmer l'existence d'un abcès cérébral, on pourra recourir à une intervention opératoire grâce à laquelle un foyer suppuratif sera peut-être mis à découvert dans l'apophyse mastoïde ou dans l'espace extra-dural. Ce n'est qu'une septicémie foudroyante grave, une irruption du pus dans les ventricules et la constatation par la ponction lombaire d'une méningite suppurée diffuse qui parleraient contre l'intervention. (Un diagnostic douteux, hésitant entre méningite suppurée et abcès cérébral n'est pas une contre-indication de l'opération).

Plus tôt on procède à l'intervention et meilleures sont les chances de réussite.

Alors même qu'on a établi le diagnostic topographique exact, l'abcès peut très bien n'être pas découvert ou un second abcès peut passer inaperçu.

Pronostic de l'opération. — Sur 212 opérations faites pour des abcès cérébraux otitiques, on compte 50 0/0 de guérisons ; sur 55 cas d'opérations d'abcès cérébelleux otitiques 52 0/0 de guérisons (Körner). Dans beaucoup de cas les paralysies et les troubles de la parole ont rétrocédé après l'opération.

Suites de l'abstention opératoire. — Le malade meurt presque toujours à la suite de l'irruption du pus dans les ventricules ou vers les méninges, avec méningite suppurée consécutive. Il arrive rarement que le pus se vide au dehors par l'oreille, le nez ou par le temporal, auxquels cas l'affection peut guérir spontanément. Il est par conséquent très dangereux pour le malade de temporiser.

Suites de l'opération au cas d'erreur de diagnostic. — L'intervention est grave et peut avoir pour conséquence la mort de l'opéré ; mais le danger de l'opération dans la plupart des cas n'est pas assez sérieux pour qu'il puisse laisser le chirurgien désarmé, étant donné le pronostic absolument néfaste de l'abcès. L'opération peut aussi occasionner une encéphalite traumatique susceptible de progression ultérieure, une méningite séreuse ou une hernie du cerveau.

BIBLIOGRAPHIE

OPPENHEIM (Nothnagel's *Handbuch der spez. Pathologie*), Gehirnabscess.

MAC EWEN, *Die infektiös-eitrigen Krankheiten des Gehirnes.* Deutsche Uebersetzung von Rudloff. Wiesbaden, 1898.

GOWERS, *Krankheiten des Nervensystems*, II Band, Deutsch von Karl Grube. Bonn, 1892.

KÖRNER, *Die otitischen Erkrankungen des Gehirnes, der Hirnhäute und der Blutleiter*, 3. Aufl., 1902.

DREYFUSS, *Die Krankheiten des Gehirnes und seiner Adnexa im Gefolge von Naseneiterungen*, Jena 1896, und : *Rhinogene Gehirnaffektionen. Sammelreferat* (*Centralbl. f. d. Grenzgebiete der Medizin und Chirurgie*, 1898, p. 193).

HENSCHEN, *Hirnabscess. Spez. Therapie, herausgegeben von Pentzoldt-Stintzing*, 3. Auflage.

3. — THROMBOSE DES SINUS ET PHLÉBITE DES SINUS

Étiologie. — La thrombose des sinus peut être sous la dépendance de causes variées : thrombose marastique dans les affections de divers organes s'accompagnant d'un épuisement général; thrombose par irruption de cellules néoplasiques ou par propagation à la paroi du sinus d'un processus inflammatoire très étendu de la face et du crâne, suppuration de l'oreille moyenne, carie du temporal; enfin thrombose due à des modifications de l'état du sang.

Remarques anatomo-pathologiques. — La thrombose peut être locale ou occuper la plus grande partie des sinus du cerveau, fait qui s'observe surtout dans les thromboses marastiques. Ces dernières intéressent surtout les sinus longitudinaux. Les thromboses inflammatoires se rencontrent à proximité des foyers primitivement atteints. C'est ainsi que, dans les affections auriculaires, c'est le sinus latéral, dans les affections orbitaires le sinus caverneux qui est pris. La thrombose se produit par suite de la propagation du processus inflammatoire à la paroi du sinus ou, fait plus rare, par sa compression, ou encore par continuité, une veinule du foyer inflammatoire étant elle-même thrombosée (ostéo-phlébite rare de Körner) ; parfois enfin par suite de l'irruption de masses néoplasiques dans les sinus. La thrombose du sinus latéral (de beaucoup la plus fréquente de toutes les thromboses des sinus) se propage fréquemment à la veine jugulaire interne. Le plus souvent il survient, au cours de l'affection auriculaire suppurée qui est en cause, une fonte purulente ou putride du thrombus ; par suite de la propagation du processus inflammatoire aux parties voisines, on constate assez souvent une méningite suppurée, localisée ou diffuse, un abcès extra-dural ou un abcès cérébral. Ces quatre éventualités peuvent exister simultanément côte à côte. Lorsque l'affection progresse le long de la veine jugulaire, il se développe des inflammations de la paroi veineuse, des abcès autour d'elle et parfois aussi des phlegmons profonds du cou. Par suite de la résorption des foyers putrides et du morcellement du thrombus infecté, il peut se produire ultérieurement des abcès pulmonaires et de la pyohémie ; point n'est besoin pour cela que le thrombus soit infecté en totalité, il suffit qu'il le soit en partie.

Remarques cliniques. — Souvent la thrombose est découverte par hasard ou est masquée par d'autres symptômes. Généralement les formes cliniques qui nous intéressent (thrombose du sinus latéral, thrombose du sinus caverneux), progressent avec une fièvre intense ; en même temps existent une violente céphalalgie, des frissons, de la somnolence, une augmentation considérable de la fréquence du pouls, la papille étranglée (surtout unilatérale), des vomissements fréquents, de la diarrhée profuse, des oscillations irrégulières et brusques de la température avec sueurs profuses; au bout de quelques jours survient de l'ictère avec coloration caractéristique de l'urine dans laquelle on ne trouve parfois que de l'urobiline; plus tard enfin le gonflement des articulations, la gangrène pulmonaire et d'autres complications de nature suppurative ne sont pas rares.

Les symptômes suivants se surajoutent souvent à ceux que nous venons d'indiquer : dans la thrombose du sinus latéral, on remarque un œdème inflammatoire avec sensibilité et tuméfaction de l'apophyse mastoïde et de la douleur à la percussion du crâne; de plus on constate une papille étranglée uni ou bilatérale. La tête est dans la pose caractéristique du *caput obstipum;* les malades se plaignent de douleurs spontanées intenses dans un côté du cou. La pression au niveau de la veine jugulaire est très douloureuse; le long de cette dernière, on sent parfois un cordon dû à la veine thrombosée; les parties molles voisines sont tuméfiées; la rotation active de la tête est d'ordinaire impossible et la rotation passive est douloureuse; par contre, ainsi que nous avons pu l'observer dans plusieurs de nos cas, l'inclinaison active de la tête est possible sans douleur. Dans d'autres cas, il existe de la raideur de la nuque, de la sensibilité à la pression de la colonne vertébrale et une douleur à la déglutition ; rarement on note une paralysie du voile du palais ou des cordes vocales, du moins je ne l'ai jamais observée dans mes nombreux cas. L'inégale réplétion de la veine jugulaire est un phénomène très rare.

La thrombose du sinus caverneux s'accompagne le plus souvent de protrusion du globe de l'œil, d'œdème des paupières ou de chémosis. Les veines du cerveau et les veines palpébrales sont gorgées de sang par suite de l'obstacle à la circulation ; les téguments du front sont cyanosés. Souvent les malades accusent des douleurs au niveau de la branche frontale du trijumeau ; on note aussi de la diplopie due à la participation des nerfs des muscles de l'œil ; de plus, parfois, une immobilité du globe oculaire débutant brusquement, à la suite de la paralysie des nerfs moteurs oculaire commun, oculaire externe et sympathique. La papille étranglée est fréquente.

Diagnostic. — Lorsqu'on est en présence d'une de ces affections céphaliques qui se compliquent souvent de thrombose des sinus (suppuration chronique de l'oreille), avec coexistence des symptômes sus-indiqués, le diagnostic est possible ; mais le plus souvent on ne saurait dire avec certitude si et dans quelle mesure les méninges et l'encéphale participent à l'affection. Les symptômes méningés peuvent en effet n'être que de simples phénomènes d'irritation.

D'après notre expérience, nous attribuerions une grande importance diagnostique à l'œdème de l'apophyse mastoïde, à la position particulière de la tête, à la sensibilité le long de la jugulaire et à la thrombose de cette veine, lorsqu'il existe des symptômes de pyohémie.

La phlébite des sinus est toujours très probable lorsque, au cours d'une otite apparaissent des symptômes métastatiques de pyohémie (Lenhardt). Toutefois, comme Brieger l'a fait observer, la phlébite des veines du diploë peut être le point de départ d'une pyohémie otitique, sans participation des sinus, mais cela est exceptionnel.

Diagnostic différentiel. — Comme nous l'indiquions plus haut, le diagnostic différentiel entre l'abcès cérébral, l'abcès extra-dural et la méningite diffuse n'est guère possible dans bien des cas, attendu surtout que ces déterminations pathologiques s'associent fréquemment. L'accélération ou l'irrégularité du pouls, une fièvre rémittente élevée avec chute rapide de la température, des sueurs et une diarrhée profuses, des frissons répétés ainsi que des phénomènes pyohémiques s'observent dans la thrombose des sinus. La lucidité d'esprit est conservée jusqu'à la fin. L'apparition précoce d'une aphasie transitoire motrice sera en faveur de l'idée de méningite ; de même la constatation de pus dans le liquide retiré par la ponction lombaire ou encore la précipitation d'un coagulum fibrineux dans ce dernier. Une hémianopsie ou une cécité verbale seront décisives pour le diagnostic d'un abcès de la substance cérébrale. La température, très peu élevée dans l'abcès, peut même être parfois hyponormale; le pouls est ralenti; le malade est somnolent.

Il ne faut pas oublier que la sensibilité à la pression le long de la veine jugulaire peut aussi être provoquée par des processus inflammatoires d'une autre nature, particulièrement par des inflammations ganglionnaires et par des abcès par congestion d'origine pottique. Une lymphangite peut aussi donner lieu à la formation d'un cordon douloureux situé le long de la veine jugulaire, ce qui peut être dû à une complication de mastoïdite, sans participation des sinus.

Indications des interventions chirurgicales. — A plusieurs reprises la phlébite des sinus a été opérée avec succès [1] bien que souvent l'affection eût débuté avec des symptômes pyohémiques et que la thrombose de la veine jugulaire se fût déjà révélée. Une opération est donc justifiée dans chaque cas de thrombose des sinus certaine et non compliquée (Voir les passages précédents) qui n'aurait pas encore donné naissance à des localisations pyohémiques graves dans d'autres organes ou à une dépression des forces par trop

1. Sur 303 cas opérés, Körner a noté 180 guérisons et 123 morts.

marquée; quoiqu'on ne puisse pas dire avec une certitude absolue, avant l'opération, si la maladie est cantonnée au sinus, on ne reculera pas devant l'intervention chirurgicale en l'absence de ces deux contre-indications. Quand il y a complication probable d'abcès du cerveau ou d'abcès extra-dural ou encore de méningite circonscrite, l'opération est indiquée dans les mêmes conditions que dans le cas de phlébite des sinus non compliquée. Plus tôt on pratique l'opération et plus on a de chances de réussir. Une thrombose commençante de la veine jugulaire ne contre-indique nullement l'opération.

Étant donnée la fréquence des phlébites des sinus non diagnostiquées, il est urgent de procéder, dans tous les cas d'intervention large, dans les suppurations de l'oreille, à l'ouverture du sinus latéral et cela dans un but diagnostique et thérapeutique.

Les **contre-indications** sont une pyohémie grave, des complications (surtout des métastases multiples) du côté des organes éloignés, tels que abcès pulmonaires[1] multiples ou grangrène pulmonaire (par suite d'infactus suppurés ou gangréneux), endocardite, néphrite, gonflement des articulations, ictère.

Une méningite cérébro-spinale purulente, diffuse, est-elle reconnue par la ponction lombaire, l'opéra-

1. Un abcès pulmonaires unique ne constitue pas une contre-indication absolue; il est vrai que, cliniquement, il est difficile de reconnaître si l'abcès est véritablement unique.

tion n'est plus indiquée. (Récemment quelques auteurs ont recommandé quand même, dans des cas désespérés, de tenter l'opération, puisque parfois on a obtenu des résultats favorables grâce au traitement chirurgical.)

Si l'on est en droit de supposer qu'à côté d'une phlébite du sinus latéral il y a encore phlébite du sinus caverneux, l'opération est presque toujours contre-indiquée à cause de la trop grande étendue de la lésion.

La tuberculose de l'apophyse mastoïde ou du temporal, avec thrombose sinusienne consécutive, ne contre-indique pas l'intervention à moins que l'état des forces du malade soit trop mauvais et qu'on ait constaté une tuberculose grave des autres organes. La carcinomatose du temporal contre-indique l'opération.

Le pronostic de l'opération est relativement bon ainsi que les chiffres rapportés plus haut le démontrent; il est d'autant plus favorable qu'on opère assez tôt. Toutefois, sur cinq de mes opérés, deux sont morts.

Suites de l'abstention opératoire. — Le pronostic de la phlébite sinusienne non traitée chirurgicalement est en général mauvais, suivi de mort, le plus souvent à brève échéance. Il existe cependant des cas dans lesquels, malgré une phlébite sinusienne très avancée, la guérison complète est survenue sans opération ; mais ces cas sont exceptionnels.

Risques de l'opération dans le cas d'erreur de diagnostic. — Le danger d'une ouverture de sinus est relativement minime. On n'a observé qu'une fois (Kuhn) une aspiration d'air suivie de mort ; l'infection ne se produit que rarement après l'intervention. Le traumatisme lié à l'évidement opératoire des os du crâne peut provoquer une encéphalite traumatique, mais c'est excessivement rare.

BIBLIOGRAPHIE

O. Körner, *Die otistichen Erkrankungen des Hirns*, 3. Auflage. Wiesbaden, 1902.

Oppenheim, *Hirnabscess*. (*Handbuch der speziellen Pathologie*. Herausgeg. von Nothnagel, Wien).

Mac Ewen, *Die infektiös eitrigen Erkrankungen des Gehirns und Rückenmarkes* (*Deutsche Uebersetzung von Rudloff*). Wiesbaden, 1898.

E. v. Bergmann, *Die chirurgische Behandlung von Hirnkrankheiten*, 3. Auflage, Berlin, 1899.

Zaufal, *Sinusphlebitis* (*Prag. med. Wochenschr.*, 1884, p. 474, und 1896, no. 49).

Hammerschlag, *Monatsschr. f. Ohrenheilkunde*, 1900, p. 127.

4. — HYDROCÉPHALIE

Étiologie. — Parmi les facteurs étiologiques des quelques formes d'hydrocéphalie qui nous intéressent ici, il y en a très peu qui doivent être pris en considération, car l'hydrocéphalie aiguë, du fait d'une méningite séreuse ou tuberculeuse ou encore d'une tumeur, échappe à notre avis au traitement chirurgical. Seules les formes chroniques congénitales sont justiciables d'une opération et non les formes chroniques acquises (par exemple celles qui sont dues à l'oblitération du trou de Magendie ou du trou de Monroe ou qui sont occasionnées par une tumeur), car un diagnostic différentiel n'est guère possible entre ces dernières et les tumeurs cérébrales, et par suite les chances de succès sont tout à fait minimes. Dans tous ces cas, il ne s'agit le plus souvent que d'opérations palliatives qui abaissent la pression intracranienne et qui ne font que retarder l'issue fatale en prolongeant la vie de quelques moments cruels.

Remarques anatomo-pathologiques. — La définition de Bergmann résume en quelques mots ce qu'il y a d'essentiel : « L'hydrocéphalie chronique est caractérisée par une augmentation progressive du liquide dans les ventricules du cerveau et par une distension correspondante du crâne chez l'enfant dont les sutures et les fontanelles ne sont pas encore oblitérées. » Parfois l'augmentation du liquide est énorme, tellement que l'écorce cérébrale est extrêmement amincie et atrophiée d'une façon diffuse ainsi que le reste du cerveau ; dans les cavités ventriculaires, il y a de telles quantités de liquide accumulé que le plancher du troisième ventricule fait une saillie kystique. Les sutures s'écartent, deviennent béantes ; les fontanelles sont très larges, considérablement distendues, le front bombe fortement au dehors.

Les organes de la base du crâne paraissent comprimés; le liquide contenu dans les ventricules est analogue au liquide cérébro-spinal. La circonférence du crâne est beaucoup plus grande que normalement; les os du crâne sont assez souvent amincis et transparents.

Remarques cliniques. — Diagnostic. — Les signes que nous avons mentionnés, tels que distension considérable du crâne, large écartement des os du crâne, saillie des fontanelles, etc., suffisent presque pour porter un diagnostic. Le visage paraît petit, la position des globes de l'œil est modifiée (par suite du rétrécissement de la cavité orbitaire); les cheveux sont clairsemés ; il y a assez souvent du nystagmus, des trépidations de la face, parfois une papille étranglée ou une atrophie simple du nerf optique. L'intellect est souvent très affaibli ; il n'est pas rare même de constater une démence prononcée.

Souvent la tête ne peut pas être maintenue droite ; on remarque aussi une parésie motrice des extrémités supérieures et inférieures, à laquelle se joignent assez souvent des phénomènes spasmodiques ou des tremblements. Les réflexes tendineux sont très exagérés et, à un stade plus avancé apparaissent des convulsions généralisées.

Diagnostic différentiel. — Il importe surtout de différencier l'hydrocéphalie d'avec les déformations rachitiques qui représentent la participation du crâne à un processus pathologique intéressant d'autres os. Le crâne a une forme carrée et le cranio-tabes n'est pas rare. Une augmentation de volume très considérable du crâne parlera toujours contre l'idée de rachitisme simple; le résultat favorable d'un traitement phosphorique sera un indice en faveur du diagnostic de rachitisme cranien. De plus il est nécessaire d'établir le diagnostic différentiel de l'hydrocéphalie congénitale d'avec l'hydrocéphalie acquise, dans laquelle l'augmentation du volume du crâne n'est survenue que dans les premiers mois de la naissance. Cette constatation est le point de repère le plus important pour le diagnostic d'une hydrocéphalie acquise. Lorsque les données à ce sujet seront incertaines, on recherchera si des symptômes méningés n'auraient pas précédé l'augmentation du volume du crâne, symptômes qui seraient plutôt en faveur d'une hydrocéphalie acquise.

Indications des interventions opératoires. — Le diagnostic d'hydrocéphalie congénitale n'implique pas nécessairement l'indication d'opérer; en effet le développement d'une hydrocéphalie peut subir un arrêt spontané. Ce n'est que lorsqu'il y a augmentation continue et rapide et que surviennent des signes d'hypertension intracranienne progressive (ralentissement du pouls, respiration de Cheyne-Stokes, vomissements, somnolence) et qu'il s'y ajoute des convulsions généralisées, il y a lieu de penser à une intervention chirurgicale. *Il sera en général justifié de procéder à une opération (ponction spinale, drainage des ventricules) si l'hydrocéphalie provoque des phénomènes qui mettent la vie en danger.*

Une seconde indication de l'intervention opératoire est fournie par les altérations du fond de l'œil, lorsqu'elles font craindre une perte totale de la vue (une atrophie commençante simple du nerf optique ou une papille étranglée) ; l'opération ne sera que palliative.

L'opération est de plus justifiée lorsqu'il existe des céphalalgies continues et atroces. Elle a été entreprise dans ces derniers temps, surtout dans le but d'améliorer les fonctions somatiques et intellectuelles et aussi avec l'intention d'influencer la démence hydrocéphalique (prise dans l'acception la plus large du mot).

Contre-indications. — Lorsqu'un traitement anti-syphilitique ou phosphorique institué pendant un temps assez long a arrêté ou même fait rétrocéder les phénomènes morbides, on s'abstiendra de pratiquer l'opération qui n'est pas exempte de danger. Une déperdition de forces trop marquée, une démence trop grave, une atrophie complète du nerf optique et de sérieuses manifestations pathologiques concomitantes contre-indiqueront également l'opération. En effet, alors même que l'enfant la supporterait il n'en retirerait pas grand bénéfice, par suite de la persistance des troubles intellectuels durant déjà depuis longtemps (idiotie, imbécillité).

L'hydrocéphalie chronique stationnaire ne doit pas être opérée lorsque la calotte cranienne est complètement ossifiée ; car l'opération n'améliorait pas l'état du malade.

Le **pronostic de l'opération** variera selon le mode d'intervention. La ponction spinale pratiquée avec toutes les précautions n'est pas dangereuse, il est vrai ; mais l'amélioration, si tant est qu'elle se produise, ne sera que passagère. Il faudra donc la répéter souvent pour amener la guérison complète ; mais cette dernière n'est possible que s'il n'y a pas occlusion des ventricules (par obstruction de l'aqueduc de Sylvius, du trou de Magendie, etc.). Les procédés opératoires qui ont pour objet de laisser écouler directement le liquide des ventricules dilatés sont tous dangereux, et ce n'est que peu de malades qui en retirent de l'amélioration ou une guérison. Parmi 65 cas que Henschen a rapportés, on a noté 24 cas de mort, 12 fois l'opération est restée sans résultat, 16 malades ont guéri, et 13 ont été améliorés. Le pourcentage des cas de mort est certainement encore plus grand, car beaucoup de cas d'insuccès n'ont pas dû être publiés. D'après les expériences actuelles, le drainage des ventricules semble donner le plus mauvais pronostic, car, sur 23 cas traités de cette manière, on compte 16 morts.

Le pronostic des interventions opératoires dans l'hydrocéphalie est donc (notamment pour ce qui concerne le drainage des ventricules) dans l'état actuel de la technique chirurgicale, très aléatoire ; on ne peut cependant nier la possibilité d'une guérison définitive.

Suites de l'opération. — Les interventions chirurgicales entreprises dans l'hydrocéphalie dans un but thérapeutique peuvent occasionner la mort surtout par suite de complications suppuratives (méningite, abcès). Même pendant la ponction lombaire on peut observer une syncope mortelle provoquée par un écoulement trop rapide et trop abondant de liquide cérébro-spinal. Il est bon par conséquent d'insister sur les risques de l'opération, qui sont considérables. Aussi, lorsqu'on ne veut faire qu'une opération palliative — pour éviter, par exemple, la perte complète de la vue — on doit se contenter de la ponction spinale, qui est l'intervention relativement la moins dangereuse.

Suites de l'abstention opératoire. — L'hydrocéphalie peu rester stationnaire et alors les troubles moteurs et intellectuels persistent (fait le plus rare), et il se développe des altérations très graves du côté des nerfs sensoriels (notamment l'atrophie des nerfs optiques) ; ou bien l'affection augmente d'intensité et, en raison des symptômes d'hypertension intracranienne progressive (avec ou sans complications intercurrentes), aboutit à la mort dans l'espace de quelques mois ou de quelques années.

Possibilité d'une guérison spontanée. — Elle existe, mais ses chances ne sont pas grandes. En effet parfois l'hydrocéphalie se fait jour au dehors par les fosses nasales, le pharynx ou l'orbite, et alors une guérison spontanée peut survenir, s'il n'y a pas d'infection secondaire. On trouve une douzaine de cas de rupture spontanée, rapportés dans la littérature.

BIBLIOGRAPHIE

Bergmann, *Hirnkrankheiten*, 3. Auflage. Berlin, 1899.

D'Astros, *les Hydrocéphalies*, Paris, 1898. G. Steinheil.

Neurath, *Lumbalpunktion* (*Zentralblatt für die Grenzgebiete, d. Med. u. Chir.*, 1898).

A. Starr, *Hirnchirurgie* (*Deutsche Uebersetzung* von M. Weiss Wien., 1894). *F. Deuticke.*

Henle, *Hydrocephalus* (*Mitteilung. aus den Grenzgebieten*, Bd. I).

Henschen, *Handbuch der speziellen Therapie* von Pentzoldt-Stintzing, 3. Auflage.

5. — EPILEPSIE

Définition, remarques étiologiques et anatomo-pathologiques. — On comprend sous le nom d'accès épileptiques des pertes de connaissance subites, se reproduisant fréquemment, accompagnées de convulsions généralisées d'abord toniques, puis cloniques. Dans l'épilepsie proprement dite il faut distinguer la forme idiopathique, la forme symptomatique et l'épilepsie réflexe, bien qu'une séparation de ces différentes formes ne soit pas toujours possible. A l'épilepsie symptomatique appartiennent les cas dans lesquels des modifications anatomiques visibles (hydrocéphalie, tumeurs, abcès, ramollissements étendus) ou des maladies d'autres organes (reins, etc.) occasionnent, entre autres phénomènes morbides, des convulsions épileptiques. On désigne par contre les convulsions épileptiques sous le nom d'épilepsie réflexe lorsqu'elles sont déterminées par une irritation d'une partie du système nerveux périphérique; il est vrai que, dans ces cas, un état d'irritabilité maladive des centres nerveux est nécessaire (modification épileptique).

On n'a pas trouvé jusqu'à présent, dans l'épilepsie idiopathique, des altérations anatomiques caractéristiques et constantes; on a bien vu parfois des cicatrices anciennes, des kystes isolés, des scléroses locales, des hémorragies (après un traumatisme), des esquilles osseuses, des hyperostoses circonscrites et d'autres altérations; mais il y a aussi beaucoup de cas sans anomalie anatomique reconnaissable.

Parmi les facteurs étiologiques de l'épilepsie, les intoxications (alcool, plomb), les maladies infectieuses (syphilis, malaria), l'hérédité, des influences psychiques et les traumatismes du crâne jouent le rôle le plus important.

Remarques cliniques. — Les accès épileptiques se présentent sous différents aspects. On distingue : 1° le « petit mal », accès rudimentaires sans ou avec quelques mouvements spasmodiques, mais avec troubles de la connaissance ; 2° les grands accès avec phénomènes prodromiques (aura), cri initial, perte de connaissance, convulsions d'abord toniques, puis cloniques de tous les muscles, morsure de la langue, puis torpeur et envie de dormir (parfois avec troubles psychiques consécutifs) ; 3° l'épilepsie partielle, corticale, jacksonienne dans laquelle l'aura est suivie de manifestations convulsives intéressant exclusivement ou principalement une moitié du corps et se produisant ensuite habituellement dans le même ordre. Lorsque les convulsions (d'abord de nature clonique et ensuite tonique) sont cantonnées à un côté du corps, la conscience est le plus souvent conservée ; mais lorsque les phénomènes spasmodiques s'étendent à l'autre côté, il y a habituellement perte de connaissance.

Les accès du deuxième et troisième groupe se produisent souvent en série. Lorsque les accès se succèdent d'une manière extraordinairement fréquente il peut se développer un état de mal épileptique.

Diagnostic et diagnostic différentiel. — Lorsqu'il s'agit d'accès bien développés, le diagnostic est facile. Contre l'hystérie parlera l'existence de la morsure de la langue et de lésions sérieuses dues à l'accès ainsi que la perte complète de connaissance. L'incontinence des sphincters pendant l'accès, son apparition pendant le sommeil militent en faveur de l'épilepsie; par contre les phénomènes hystériques associés aux convulsions sont en faveur de l'hystérie, malgré l'apparence de petit mal.

L'épilepsie symptomatique se révèle, surtout quand on a l'occasion de l'observer pendant un certain laps de temps, par certains phénomènes qui la distinguent de l'épilepsie idiopathique.

Indications opératoires. — Elles se sont modifiées extraordinairement suivant les diverses époques. Actuellement on peut énumérer les indications suivantes :

Épilepsie réflexe. — S'il s'agit d'une épilepsie réflexe indubitable et si les accès partent d'altérations périphériques (tumeurs, cicatrices douloureuses), c'est-à-dire si l'aura débute dans ces dernières en se manifestant par des tremblements des muscles du voisinage des parties altérées pour s'étendre ensuite sur les autres muscles du corps, si enfin les accès peuvent être provoqués par la pression sur le point douloureux, une intervention opératoire est indiquée. Elle consiste, dans l'ablation de la partie du corps où siège la lésion (tumeur, cicatrice, exostose).

Épilepsie symptomatique. — Les interventions opératoires sont celles de la maladie causale (tumeur, abcès, hydrocéphalie, etc.). Dans cette forme ainsi que dans l'*épilepsie idiopathique*, l'ouverture du crâne est indiquée lorsqu'un traumatisme a précédé les convulsions. Cette indication est péremptoire dans des cas récents avec des altérations palpables (dépression) de la calotte et lorsque il y a des convulsions unilatérales à côté d'autres phénomènes cérébraux graves. L'opération est aussi indiquée dans des cas un peu anciens lorsque l'épilepsie corticale est bien prononcée et qu'elle débute constamment dans certaines régions d'une moitié du corps avec aura au niveau des points où apparaissent les premières secousses. Bien entendu il faut pour cela que le traitement bromuré soit resté sans effet.

Contre-indications opératoires dans l'épilepsie réflexe. — L'extension des phénomènes convulsifs à tous les muscles du corps, à chaque accès, parle contre l'idée d'opération ; cela indique en effet que les centres nerveux ont déjà subi une altération telle que les convulsions persisteraient alors même que la cause initiale d'irritation aurait été enlevée. Dans l'*épilepsie idiopathique* les contre-indications sont les suivantes : absence de symptômes locaux pouvant permettre de découvrir le siège de l'altération locale du cerveau, absence de dépression osseuse ou d'exostose après traumatisme, pas de convulsions unilatérales. La trépanation simple sur un point quelconque du crâne, qu'on a autrefois pratiquée dans l'épilepsie idiopathique, a été parfois suivie d'une amélioration transitoire, mais toujours sans guérison durable. La résection du sympathique, préconisée ces derniers temps, n'a pas jusqu'à présent à son actif des résultats favorables.

Dans l'*épilepsie corticale*, lorsque l'écorce cérébrale présente un aspect normal, l'ablation de quelques segments n'est pas indiquée, quoi qu'en dise Horsley.

Toujours est-il que dans l'épilepsie n'évoluant pas d'une façon aiguë (traumatique) les convulsions ne doivent pas être combattues par l'opération, tant qu'une médication bromurée énergique n'a pas été tentée. Si on a trouvé la syphilis dans les antécédents, ou si elle n'est que probable, il faut instituer un traitement spécifique avant de procéder à l'opération.

Risques opératoires. — Dans l'épilepsie réflexe, ces risques sont le plus souvent minimes ; mais ils sont sérieux quand on ouvre le crâne, ce qui est toujours une intervention grave. Les risques sont particulièrement graves lorsqu'on extirpe dans l'hémiépilepsie des parties corticales d'apparence intacte, car des troubles de sensibilité et de mobilité durables peuvent en résulter. Je les ai vus persister encore de longues années après l'opération. Après toute ouverture du crâne, l'excitation de la cicatrice peut déterminer de nouveaux accès épileptiques.

Suites de l'abstention opératoire. — L'épilepsie réflexe peut dégénérer en épilepsie définitivement généralisée ; il en est de même de l'épilepsie traumatique et de l'épilepsie corticale non traumatique.

BIBLIOGRAPHIE

BINSWANGER, *Die Epilepsie* (Nothnagel's *Handbuch der speziellen Pathologie*. Wien, 1899).

JOLLY, in : *Handbuch der praktischen Medizin* (*Ebstein-Schwalbe*), 1900.

BERGMANN, *Die chirurgische Behandlung der Hirnkrankheiten*, 3. Auflage, Berlin, 1898.

PILCZ, *Die chirurgische Behandlung der Epilepsie* (*Zentralblatt für die Grenzgebiete der Medizin und Chirurgie*; 1901).

GOWERS, *Epilepsie* (*Deutsche Uebersetzung der 2. Auflage*, von M. Weiss, Wien, 1902, Deuticke).

HENSCHEN, *Epilepsie* (*Handbuch der speziellen Pathologie* von Penzoldt-Stintzing, 2. Auflage).

6. — PARALYSIE CÉRÉBRALE INFANTILE

Étiologie. — La maladie peut être congénitale ou acquise. L'affection acquise doit son origine à des traumatismes pendant l'accouchement (accouchement laborieux), à des traumatismes d'une autre nature, à des maladies infectieuses, à des embolies, à des thromboses de vaisseaux du cerveau (surtout par suite de syphilis).

Remarques anatomo-pathologiques. — On ne rencontre pas toujours les mêmes lésions anatomiques. Le plus souvent il s'agit de processus éteints. Parmi les affections signalées, les plus importantes sont : foyers de ramollissement, kystes, induration, porencéphalie. Parfois on a noté un fin plissement de la substance grise de l'écorce du cerveau (appelé microgyrie). L'épaississement des méninges et la formation de kystes à leur niveau sont fréquents. Souvent tout l'hémisphère est rapetissé et sclérosé. La zone motrice du cerveau est le plus fréquemment et le plus sérieusement atteinte.

Remarques cliniques. — L'affection est caractérisée par l'apparition d'une hémiplégie. Mais la paralysie ne reste pas complète, elle rétrocède jusqu'à un certain degré; elle atteint cependant, comme chez l'adulte, les extrémités, et le facial d'un côté; il n'est pas rare de voir que l'hypoglosse du même côté est parésié. La paralysie est spasmodique; et les contractures l'emportent souvent de beaucoup sur la paralysie. Les réflexes du côté parésié sont exagérés; souvent on constate le signe de Babinski. L'hémiathétose et l'hémichorée sont excessivement fréquentes. La sensibilité n'offre d'habitude que peu de troubles. Souvent les extrémités paralysées présentent un arrêt de croissance et de développement de leurs muscles. L'épilepsie et l'idiotie sont un épiphénomème fréquent de la paralysie cérébrale infantile. L'idiotie n'est pas toujours complète; il peut seulement exister une légère faiblesse d'esprit ou même seulement quelques anomalies du caractère. Fréquemment l'affection est bilatérale (diplégie cérébrale).

Diagnostic. — En tenant compte des symptômes tels que caractère spasmodique, hémiplégie sans dégénérescence, imbécillité, épilepsie, hémichorée, hémiathétose, etc., il est le plus souvent facile d'éviter une confusion avec une paralysie due à l'accouchement (paralysie flasque d'un bras) ou avec une poliomyélite (paralysie flasque dégénérative).

Indications opératoires. — La trépanation avec ablation consécutive du tissu malade est indiquée lorsqu'il y a épilepsie, chorée et athétose, et qu'il n'existe pas certaines contre-indications, telles que faiblesse considérable, cardiopathie grave, tuberculose (Henschen). L'hémiplégie ne sera pas influencée par l'intervention opératoire; elle ne constitue donc pas l'indication à intervenir. Il y a indication à faire des opérations plastiques sur les tendons, lorsqu'on veut remédier au trouble fonctionnel dû à la contracture et à la parésie (Vulpius, Hoffa).

Contre-indications. — Outre celles déjà nommées, la bilatéralité de l'affection (diplégie cérébrale), et la rareté des accès épileptiques constituent une contre-indication. En effet l'opération peut faire disparaître parfois les accès sans qu'on puisse garantir ce résultat.

Dangers et succès de l'opération. — Jusqu'à présent les résultats de la trépanation ne sont pas très encourageants, car dans une partie des cas l'opération a été suivie de mort certainement causée par elle ; il y a donc grand danger d'opérer. Dans une autre série de cas, les succès ne furent que passagers. Les phénomènes spasmodiques ou les accès épileptiques s'amendèrent ou disparurent mais pour revenir au bout d'un laps de temps plus ou moins long. Le plus souvent ils réapparaissent au bout de quelques mois et parfois avec plus d'intensité que jamais. Ce n'est qu'exceptionnellement qu'on a observé une guérison complète. On conseillera donc la trépanation avec ablation des parties malades du cerveau ou des méninges seulement dans les cas où les troubles (accès épileptiques, tremblements choréiformes) ne sont plus tenables.

Les résultats obtenus par les transplantations des tendons en vue de remédier aux troubles fonctionnels et aux contractures sont plus encourageants. Les extrémités inertes deviennent au moins en partie aptes à quelque chose. Les dangers de l'intervention sont minimes.

Marche de la maladie abandonnée à elle-même. — Lorsqu'une contracture, une athétose ou une chorée se développent, il est à craindre que ces altérations rendent l'extrémité atteinte presque complètement impotente. Les accès épileptiques prédisposent à l'épilepsie chronique et constituent un danger permanent (état de mal épileptique). Cependant, la vie des malades n'est que rarement menacée par leur affection.

BIBLIOGRAPHIE

FREUD, *Cerebrale Kinderlähmung* (Nothnagel's *spec. Pathologie und Therapie*, Bd. IX, Wien).

SACHS, *Hirnlähmungen der Kinder* (Volkmann's *Sammlung klin. Vorträge*, Neue Folge, N° 46 und 47).

HENSCHEN, *Cerebrale Kinderlähmung* (*Handbuch der spez. Therapie* von Penzoldt-Stintzing, Bd. VI).

7. — HÉMORRAGIE CÉRÉBRALE

Dans les lignes qui suivent, il ne sera fait mention que des hémorragies cérébrales consécutives à un traumatisme, car les hémorragies spontanées du cerveau ont jusqu'à présent si rarement donné lieu à un traitement opératoire qu'on ne peut pas encore établir leurs indications et contre-indications.

Étiologie. — Les hémorragies traumatiques du cerveau peuvent apparaître aussi bien après un traumatisme grave du crâne qu'après un traumatisme relativement léger.

Remarques anatomo-pathologiques. — L'hémorragie du cerveau ou des méninges d'origine traumatique peut être accompagnée d'une lésion grave du crâne, mais cette dernière peut aussi faire défaut. L'hémorragie peut être extradurale et le sang provient alors le plus souvent de l'artère méningée moyenne lésée, ou bien elle est intradurale et, dans ce cas, le sang provient souvent d'une veine de la pie-mère. Le caillot peut être assez volumineux et exercer une pression considérable sur le cerveau. Il n'est pas rare de voir après un traumatisme des lésions multiples du cerveau, des vaisseaux des méninges et du crâne.

Remarques cliniques. — Il peut être très difficile de dire si l'hémorragie a un siège intradural ou extradural. J'ai pu, dans plusieurs cas d'hémorragie intradurale retirer par la ponction lombaire un liquide hémorragique; d'habitude il se passe entre le traumatisme et l'époque où les premiers symptômes de compression apparaissent un laps de temps qui varie entre une heure et dix jours. Alors il se développe une somnolence progressive, un ralentissement du pouls, des vomissements et des convulsions; celles-ci peuvent offrir le type de l'épilepsie corticale et peuvent se limiter à un point restreint du corps (p. e. sur les muscles de la face). En même temps débute une hémiplégie, de plus en plus prononcée, sur la moitié du corps opposée à la lésion et qui intéresse aussi le facial. Parfois on observe de l'aphasie (lorsque la lésion siège à gauche) ou aussi de l'hémi-hypoesthésie (sur le côté opposé). Quand l'hémorragie progresse, il se développe simultanément une hémiparésie, une altération du rythme respiratoire (respiration de Cheyne-Stokes), une inégalité ou une dilatation des pupilles ; le malade devient comateux et meurt.

Diagnostic. — Il suffit de tenir compte des symptômes consécutifs au traumatisme, tels que la paralysie de la moitié opposée du corps, les symptômes corticaux (épilepsie corticale) et l'accentuation des symptômes d'hypertension intracranienne.

Indications opératoires. — L'ouverture de la boîte cranienne est indiquée lorsque, consécutivement à un traumatisme du crâne, immédiatement ou après un certain intervalle, apparaissent des symptômes d'exagération de la tension intracranienne et une lésion manifeste de la voûte cranienne. — Si cette dernière fait défaut, mais s'il existe des phénomènes locaux (paralysie ou convulsions localisées, aphasie, troubles de la sensibilité), si les symptômes d'hypertension intracranienne augmentent de plus en plus, il est indiqué d'ouvrir le crâne pour enlever les caillots. Mais si l'hypertension reste stationnaire sans être menaçante, il est bon de suivre le conseil de Starr et d'attendre, car souvent on remarque une régression spontanée de la paralysie (résorption du sang). On se tiendrait prêt à opérer s'il se produisait une subite aggravation des symptômes de compression. Ainsi, dans un cas relaté dernièrement par Saenger et Grisson, quatre jours après un traumatisme du crâne, s'était montrée brusquement une épilepsie corticale qui avait débuté dans la région du facial et qui avait persisté. On n'avait opéré que lorsque était survenu un trouble de la conscience. Après incision de la dure-mère, on enleva un hématome siégeant sur les circonvolutions centrales. Guérison.

Contre-indications. — Si après un t amatisme du crâne on ne constate que des symptômes d'hypertension du cerveau, les symptômes locaux manquant tout à fait, et si on ne peut déceler de lésion osseuse, une intervention opératoire n'est pas suffisamment indiquée. En effet le but de cette dernière serait de découvrir la source de l'hémorragie et ce but serait alors illusoire.

Succès de l'opération. — Dans beaucoup de cas, l'opération a permis d'enlever les caillots, de trouver et de lier le vaisseau déchiré et d'obtenir ainsi une guérison complète.

Dangers de l'opération. — Ils sont grands lorsqu'un diagnostic de localisation exacte fait défaut; ils sont moindres lorsque ce diagnostic est certain; mais, même dans ce cas, l'intervention peut immédiatement être suivie de mort.

Marche de l'affection non opérée. — Parfois l'hémorragie s'arrête spontanément. Les phénomènes cliniques subissent un temps d'arrêt et rétrocèdent petit à petit. Mais lorsque les symptômes s'accentuent de plus en plus et que la tension intracrânienne et les manifestations paralytiques augmentent, si on n'intervient pas chirurgicalement des symptômes complexes de paralysie cérébrale se déroulent et entraînent la mort.

BIBLIOGRAPHIE

ALLEN STARR, *Hirnchirurgie*, Wien, 1894.
JACOBSON, *Guy's Hospitals Report*, 1886.
DUBET, *la Semaine médicale*, 1891, Avril.
WIESMANN, *Die modernen Indicationen der Trepanation* (*Deutsche Zeitschrift für Chirurgie*, Bd. XXI und XXII).

8. — MÉNINGITE TUBERCULEUSE

Étiologie. — Cette localisation est presque toujours secondaire, particulièrement à la tuberculose des poumons, des ganglions, des os et des articulations.

Remarques anatomo-pathologiques. — L'affection est caractérisée par des lésions inflammatoires de la pie-mère et de l'arachnoïde et par le développement à leur niveau de nodules tuberculeux plus ou moins gros; elle s'accompagne de l'accumulation dans les ventricules de liquide céphalo-rachidien (hydrencéphalie aiguë). La méningite frappe avec plus d'intensité la base de l'encéphale.

Remarques cliniques. — Après un stade prodromique plus ou moins long durant lequel le malade se plaint d'abattement, de maux de tête, d'irritabilité avec, parfois, aphasie transitoire, apparaissent des phénomènes d'excitation plus graves : raideur de la nuque, hyperesthésie cutanée, inégalité pupillaire, photophobie, céphalalgie, délire, convulsions, vomissements, ralentissement du pouls ou fluctuations dans le nombre des pulsations. On note souvent de la constipation ; l'abdomen est rétracté ; les raies vaso-motrices dites méningitiques ou de Trousseau persistent. Si on essaye de fléchir la cuisse, la jambe étant en extension, on provoque de vives douleurs. Les jambes ne peuvent pas être mises en extension, le malade étant assis (signe de Kernig). Il y a presque toujours une légère élévation de la température. Le malade devient comateux au bout de quelques jours et, au bout de quelques semaines, on voit se produire des paralysies des nerfs craniens ; les pupilles ne réagissent plus ; à l'examen du fond de l'œil, on aperçoit des tubercules choroïdiens ; le nombre de pulsations augmente ; la respiration affecte le type de Cheyne-Stokes. Au moment de la mort on constate souvent une forte élévation de la température. Les symptômes sont excessivement variables et dans leur nature et dans leur évolution.

Diagnostic et diagnostic différentiel. — L'apparition précoce de la raideur de la nuque, le signe de Kernig, le résultat fourni par la ponction lombaire rendent le diagnostic certain. Le liquide retiré par la ponction lombaire est louche et, lorsqu'on le laisse au repos, il se forme à la surface une fine pseudo-membrane dans laquelle on peut découvrir des bacilles tuberculeux. Il est souvent aussi difficile de faire le diagnostic différentiel avec la fièvre typhoïde (réaction de Widal), avec le phlegmon prévertébral, avec des maladies infectieuses aiguës occasionnant des irritations méningées, avec les tumeurs, l'abcès et les hémorragies du cerveau; la ponction lombaire facilite cependant considérablement le diagnostic.

Indications des interventions opératoires. — De toutes les opérations qu'on a tentées dans la méningite tuberculeuse (ponction des ventricules latéraux et du quatrième ventricule, ouverture du canal vertébral par la laminectomie avec drainage, ponction du canal vertébral), ce n'est que la ponction lombaire qui semble être justifiée. Elle est indiquée : 1° dans un but diagnostique et 2° pour enrayer ou améliorer les phénomènes graves d'hypertension intracranienne. L'idée émise par plusieurs auteurs de faire la ponction, pour gagner du temps afin de pouvoir instituer un traitement curatif, a plutôt un intérêt théorique que pratique.

Suites de la ponction lombaire. — La céphalalgie et les autres phénomènes d'hypertension intracranienne sont souvent notablement amendés, et le malade éprouve un grand soulagement pendant des heures et des journées. Pour cette rai son j'ai, dans plusieurs cas, pratiqué la ponction spinale. Ce n'est que dans des cas exceptionnels (Freyhan) et alors même qu'on pratique des ponctions répétées qu'on obtient une guérison ou seulement une prolongation de la vie. La ponction lombaire ne peut donc être envisagée que comme un moyen pour enrayer et atténuer certains symptômes.

Les dangers de la ponction lombaire sont excessivement minimes dans la méningite tuberculeuse non compliquée, pourvu qu'on évite un écoulement trop rapide du liquide et qu'on l'arrête dès que survient le collapsus.

Cette intervention est donc envisagée comme relativement insignifiante. Dans les nombreuses ponctions lombaires que j'ai faites dans ma pratique et dans mon service, chez des malades atteints de méningites tuberculeuses, je n'ai jamais observé un accident fâcheux.

La ponction lombaire est seulement *contre-indiquée* lorsque la méningite est déjà entrée dans un stade paralytique ou que l'état du malade ne permet plus de pratiquer cette petite intervention.

BIBLIOGRAPHIE

FREYHAN, *Deutsche mediz. Wochenschrift*, 1894, n° 36.
FÜRBRINGER, *Berliner klinische Wochenschrift*, 1895, n° 13.
NEURATH, *Lumbalpunction* (*Zusammenfassendes Referat, Zentralblatt für die Grenzgebiete d. Med. u. Chir.*, 1898).

DENIGÈS et SABRAZÈS, *Sur la valeur diagnostique de la ponction lombaire* (*Revue de médecine*, 1896).

SABRAZÈS et BINAUD, *Considérat. sur le Manuel opérat. et sur la valeur diagn. et thérap. de la ponction lombo-sacrée* (*Travaux de neurol. chirurg.*, Paris, 1897).

E.-F. PARRENIN, *Contrib. à l'étude de cas des méningite tuberculeuse considérés comme guéris* (Thèse de Bordeaux inspirée par M. Sabrazès, 1903).

9. — LEPTOMÉNINGITE AIGUE DE NATURE NON TUBERCULEUSE

Étiologie. — L'affection est probablement toujours de nature bactérienne; les microorganismes partent ou de foyers éloignés (processus métastatiques) ou de territoires méningés voisins de foyers inflammatoires; ces derniers peuvent se trouver au niveau des méninges (par exemple abcès du cerveau) ou en dehors. Les foyers inflammatoires peuvent intéresser les téguments du crâne, l'appareil auditif, les cavités frontales, nasales, maxillaires et orbitaires, les os du crâne, etc., etc.

Remarques anatomo-pathologiques. — L'infection se propage par les voies lymphatiques ou sanguines et s'étend rapidement d'une manière diffuse sur les méninges spinales et cérébrales. Il y a aussi, anatomiquement, une forme localisée. L'exsudat peut être séreux, sanguinolent, purulent.

Remarques cliniques. — Le début est généralement aigu et fébrile, souvent avec frisson, céphalalgie intense et vomissements. On constate aussi fréquemment des troubles de la conscience. Des symptômes d'irritation, tels que hyperesthésie cutanée, céphalalgie, photophobie, nystagnus, spasmes dans quelques muscles, parfois aussi convulsions, se montrent dans les premiers stades de l'affection. Il faut attribuer une importance particulière à la raideur de la nuque et au signe de Kernig (impossibilité d'étendre les jambes, le malade étant assis) ; de même au ralentissement du pouls et à l'inégalité ou au rétrécissement des pupilles. Plus tard se développent des phénomènes de paralysie ; le nombre des pulsations augmente ; il apparaît du strabisme, de la dilatation pupillaire, le type respiratoire de Cheyne-Stokes, des parésies de quelques-unes ou de toutes les extrémités, une somnolence marquée et de la rétention ou de l'incontinence des urines.

Dans la méningite cérébro-spinale épidémique, on observe régulièrement une éruption étendue d'herpès; souvent il existe aussi, comme symptôme précoce, une parésie des muscles de l'œil.

Dans la méningite séreuse de Quincke la marche peut être aiguë ou chronique; la fièvre est intermittente et peu prononcée; tous les symptômes sont le plus souvent assez légers. La méningite suppurée, non épidémique, occasionne, au contraire, en général, de bonne heure des symptômes très graves et relativement souvent des symptômes de lésions en foyer.

La *méningo-encéphalite non suppurée* débute souvent à la suite d'une maladie infectieuse aiguë et souvent on observe d'une façon assez précoce des phénomènes d'excitation ou de paralysie de nature cérébrale.

Le **diagnostic différentiel** doit être fait surtout avec la méningite tuberculeuse et la fièvre typhoïde. Dans cette dernière affection il n'y a pas de ralentissement du pouls, il n'y a pas non plus de leucocytose et la réaction de Widal est positive. Dans les tumeurs du cerveau, la marche est apyrétique ; une évolution chronique avec des symptômes localisés et avec une papille étranglée bien nette parle en faveur de néoplasme. Les processus purulents dans le voisinage des méninges ne se laissent guère différencier des méningites qui les compliquent du reste bien souvent. Une amélioration rapide après évacuation de pus, parle plutôt contre l'idée de méningite. Quant à la méningite tuberculeuse elle peut être écartée lorsque dans le liquide de ponction lombaire on ne trouve pas les éléments de diagnostic habituels (bacilles de Koch, lymphocytose, etc.).

Indications du traitement opératoire. — Le traitement chirurgical peut être institué dans un but préventif et aussi lorsque la maladie est déjà dans son plein développement.

Toutes les affections suppuratives au voisinage des méninges, accessibles à un traitement opératoire, doivent être traitées chirurgicalement de très bonne heure, alors même qu'il n'existe qu'un minimum de phénomènes méningés; il faut évacuer à l'extérieur la collection purulente.

Lorsque la tension intracranienne est exagérée (avec ralentissement considérable du pouls, vomissements) au point de menacer la vie, ou encore lorsqu'il existe dans le crâne et dans la région de la nuque des douleurs très intenses et continues, il faut pratiquer la ponction lombaire. Le cas échéant, si l'hypertension se manifeste à nouveau, on pourra recourir encore à la ponction lombaire.

Pour ce qui est du traitement opératoire, direct, de la méningite par la trépanation, la ponction des ventricules et la ponction des méninges, nous en avons trop peu d'expérience pour pouvoir en formuler les indications.

Contre-indications. — Il n'y a guère que le mauvais état général du malade devenu moribond qui puisse nous empêcher de faire la ponction lombaire, lorsqu'il existe des symptômes méningés.

Résultats des opérations. — Quand la méningite est localisée, elle disparaît souvent lorsque la suppuration des régions voisines est elle-même en rétrocession. La ponction lombaire atténue souvent, et d'une façon très marquée, les symptômes d'hypertension intracranienne ; les maux de tête diminuent ; le pouls augmente de fréquence, les phénomènes d'excitation disparaissent. Parfois cette amélioration est seulement de courte durée, mais elle peut être obtenue de nouveau par une nouvelle ponction. Parfois aussi la ponction favorise la guérison de la méningite.

Ainsi dans un cas de méningo-encéphalite hémorragique, que j'ai récemment observé, j'ai obtenu par une série de trois ponctions lombaires une amélioration notable du malade, qui était gravement atteint et qui, finalement, a complètement guéri.

Danger des interventions opératoires. — Le danger de la ponction lombaire dans la méningite est minime, pourvu qu'il ne s'écoule pas trop de liquide et que ce dernier ne s'échappe pas trop rapidement. En prenant ces précautions, le danger est minime, alors même que le trou de Magendie est obturé.

Suites de la non-intervention. — Les symptômes méningés dus à l'hypertension intracranienne peuvent devenir très graves et même occasionner la mort du malade.

BIBLIOGRAPHIE

HENSCHEN, *Hirnkrankheiten* (*Handbuch der speziellen therapie* von Penzoldt-Stintzing, 2. Aufl.), Jena, G. Fischer.

QUINCKE, *Meningitis serosa* (Volkmann's *Hefte*, *Neue Folge*, n° 67).

NEURATH, *Lumbalpunktion* (*Zentralblatt für die Grenzgebiete der Medic. u. Chirurg.*, 1898).

Sabrazès, *Sur la curabilité des méningites aiguës* (Soc. de méd. de Bordeaux et Gaz. hebd. des Soc. de méd. de Bordeaux, 1er mars 1903).

B. — Maladies de la colonne vertébrale et de la moelle épinière

1. — SPONDYLITE TUBERCULEUSE

Étiologie. — Toutes les données étiologiques qui président au développement de la tuberculose en général se retrouvent à l'origine des lésions tuberculeuses de la colonne vertébrale. Le traumatisme paraît aussi avoir quelque importance.

Remarques anatomo-pathologiques. — L'affection est assez souvent constatée à l'autopsie (sur 35.000 autopsies faites à l'Institut pathologique de Vienne, dont j'ai compulsé les résultats, j'ai pu noter 420 cas de spondylite tuberculeuse). La lésion intéresse beaucoup plus fréquemment le corps vertébral que l'arc vertébral ; elle se traduit par de très graves foyers de caséification et de carie osseuse. Une vertèbre est-elle ainsi détruite et les vertèbres voisines participent-elles à la lésion, il se produit une scoliose avec cyphose de la colonne vertébrale et saillie angulaire du sommet de la bosse (gibbosité). Le thorax subit secondairement une modification considérable dans sa forme ; il en est de même du bassin. S'il y a formation de pus, il se fait jour sur la face antérieure de la vertèbre qui est habituellement atteinte et il descend entre le grand surtout ligamenteux antérieur et les corps des vertèbres. Les abcès par congestion ayant leur origine dans les vertèbres cervicales supérieures pointent dans la région rétropharyngée ou rétro-œsophagienne ou descendent dans le médiastin postérieur. Un abcès provenant des vertèbres dorsales peut s'insinuer derrière le péritoine ou au-dessous des téguments de la région du dos ; dans la carie des vertèbres lombaires les abcès fusent le long du psoas. Les abcès peuvent se faire jour à divers endroits (évacuation dans l'œsophage, l'intestin, la vessie, etc.) ; parfois ils s'avancent des deux côtés du corps et alors les deux poches de pus communiquent habituellement entre elles. La moelle est très souvent comprimée soit par le pus, soit par le tissu d'infiltration tuberculeuse provenant de l'os malade ou de la dure-mère spinale intéressée par la lésion. D'après Trendelenburg, le rétrécissement osseux concentrique du canal vertébral avec phénomènes consécutifs de compression de la moelle est un fait assez fréquent. En moyenne, sur neuf cas de spondylite, on note une fois des phénomènes de compression de la moelle.

Remarques cliniques. — Fréquemment la spondylite évolue sourdement et reste latente pendant longtemps. Lorsque des symptômes apparaissent, ils peuvent être dus : 1° à la lésion osseuse elle-même ; 2° à la participation de la moelle et des racines nerveuses ; 3° au développement d'abcès froids ; 4° à l'état général.

Le symptôme le plus important et le plus fréquent est l'apparition de douleurs. Elles peuvent être spontanées ; bien des fois elles n'existent que lorsque le malade est debout ou dans le décubitus dorsal ; souvent elles sont très intenses et s'accompagnent de sensations pulsatiles. Plus souvent que les douleurs spontanées existent des douleurs provoquées soit par la pression de l'apophyse épineuse de la vertèbre atteinte, soit par la pression exercée sur la tête ou sur les épaules : le malade localise la douleur dans la région de la vertèbre intéressée. (Il est bon d'user de beaucoup de précautions dans cet examen à cause de la possibilité de l'effondrement d'un corps vertébral.) Une application chaude, une galvanisation locale provoquent aussi de la douleur au niveau de la vertèbre malade. La partie atteinte des vertèbres est maintenue immobile par la raideur des muscles, parfois aussi par des altérations anatomiques du squelette : le malade, en voulant se baisser ou se redresser, est comme empoté. Souvent la raideur de la partie atteinte de la colonne vertébrale n'est que passagère et peut être alors prise pour une affection rhumatismale ; par conséquent tout torticolis à allure fugace survenant chez un individu jeune doit faire penser à la spondylite. Dans la spondylite de la colonne cervicale supérieure, le malade s'aide des mains lorsqu'il veut soulever la tête. L'inclinaison brusque de la colonne vertébrale est très douloureuse.

L'effondrement d'un ou de plusieurs corps vertébraux donne naissance à une gibbosité à angle aigu. Si la lésion est plus grave sur une moitié du corps des vertèbres, il se produit une cypho-scoliose avec courbures de compensation. Parfois il existe plusieurs gibbosités le long de la colonne vertébrale. L'œdème concomitant des parties molles fait parfois paraître l'incurvation encore plus prononcée qu'elle ne l'est en réalité et peut même, chez les enfants, simuler par suite de sa dureté considérable une tumeur vertébrale (notamment au niveau de la colonne lombaire).

En même temps que se développent les lésions osseuses, se montrent des phénomènes généraux (fièvre, sueurs profuses, amaigrissement, etc.).

Les abcès froids des vertèbres cervicales supérieures ont le plus souvent un siège rétropharyngien et, dans ce cas, ils occasionnent des troubles de la déglutition et de la respiration (Voir l'abcès rétropharyngien). Lorsque la tuberculose atteint les vertèbres inférieures, l'abcès détruit le plus souvent le psoas, se révèle alors par la contracture des fléchisseurs de la hanche et devient accessible à la palpation dans la fosse iliaque, ou au niveau de la cuisse. Plus rarement ces abcès apparaissent dans la région du dos.

Les phénomènes nerveux sont : des névralgies, de l'hyperesthésie dues à la compression des racines ou des plexus, plus tard des symptômes médullaires, parésie ou même paralysie complète de la moitié inférieure du corps.

La paraplégie des extrémités inférieures se combine souvent avec de la rigidité et de l'exagération des réflexes tendineux. Les réflexes cutanés des membres inférieurs sont conservés ou exagérés. La sensation de douleur en ceinture existe fréquemment; on constate souvent aussi des troubles de la vessie et du rectum. Lorsqu'il y a une interruption presque complète de la conductibilité, il se produit une anesthésie de la moitié inférieure du corps, anesthésie qui remonte jusqu'à la région des racines et qui a son origine dans le segment de moelle intéressé. On trouve souvent au-dessus de la zone anesthésiée une zone hyperesthésiée.

La paralysie survenant à la suite d'une lésion de la partie la plus inférieure de la colonne dorsale peut être flasque. Quand la lésion siège dans les vertèbres cervicales inférieures il existe une parésie spasmodique des membres inférieurs avec paralysie atrophique des extrémités supérieures. Lorsque les vertèbres cervicales supérieures sont prises, il survient aussi des symptômes bulbaires.

Diagnostic et diagnostic différentiel. — Dans les cas prononcés le diagnostic n'offre pas de difficultés. La gibbosité à angle aigu, la sensibilité à la pression de la colonne vertébrale, la constatation d'abcès par congestion et les symptômes de compression progressive de la moelle rendent le diagnostic certain. Dans d'autres cas il peut être très difficile de reconnaître cette affection et la possibilité d'une confusion avec d'autres maladies peut être très grande. Parfois la radiographie a une importance diagnostique.

Au début l'affection est assez souvent confondue avec des tumeurs vertébrales. Mais celles-ci se traduisent habituellement par des douleurs plus intenses et plus continues. La gibbosité occasionnée par des tumeurs est rarement à angle aigu.

La spondylite traumatique (de Kümmel) met des mois et même des années à se développer, après un traumatisme des vertèbres ; il se forme une gibbosité et il apparaît des symptômes de compression de la moelle et des douleurs ; cependant, le processus s'arrête au bout de quelque temps et l'affection peut guérir.

Indications des interventions opératoires. — Avant d'entrer dans les détails, il importe de faire savoir qu'actuellement les auteurs ne sont nullement d'accord sur les indications chirurgicales ; mais leur grande majorité (chirurgiens et médecins) sont plutôt, dans le traitement de la spondylite tuberculeuse, pour les méthodes conservatrices que pour les interventions opératoires. Ce n'est que lorsqu'apparaissent certaines complications (paralysie, gibbosité, abcès) qu'on doit penser à une opération.

Au point de vue pratique, deux méthodes seulement sont à considérer, dans les paralysies spondylitiques : la laminectomie et le redressement forcé de la gibbosité.

La laminectomie a pour but de traiter directement la carie des vertèbres, notamment lorsque cette dernière a occasionné des paralysies par compression de la moelle. L'expérience a démontré qu'on ne réussit pas le plus souvent à faire porter l'opération sur le foyer malade des vertèbres, mais seulement à enlever les masses fongueuses et les épaississements calleux ou à ouvrir les abcès intraduraux.

Oppenheim résume son opinion de la manière suivante : la laminectomie est indiquée dans les paralysies par compression : 1° dans la carie, assez rare d'ailleurs, des arcs vertébraux, lorsque le traitement conservateur a échoué ; 2° dans les cas où l'ouverture de l'abcès par congestion a permis de trouver directement le corps de la vertèbre malade.

Outre ces indications, d'autres sont encore formulées par Schede, Tillmanns et Trendelenburg. Le premier de ces auteurs est d'avis qu'il faut recourir à la laminectomie, comme dernière planche de salut, lorsque tous les autres procédés ont échoué [« lorsque l'état du malade est désespéré » (Vulpius)]. Tillmanns conseille l'opération après l'insuccès du traitement orthopédique (qui doit toujours précéder l'opération), lorsqu'existe une fièvre intense (indiquant la rétention du pus) ou des phénomènes de paralysie. Trendelenburg lui aussi conseille l'opération dans les cas où, après une spondylite déjà ancienne, une paralysie incomplète persiste.

Le redressement brusque de la gibbosité (procédé de Calot) n'est presque plus employé dans sa forme primitive; mais le redressement lent est encore en usage chez plusieurs chirurgiens. Il semble parfois être indiqué dans les paralysies graves d'origine spondylitique.

L'ouverture d'un abcès froid des vertèbres par l'incision est seulement indiquée lorsque cet abcès est rétropharyngien et qu'il surplombe l'entrée du larynx. Autrement, lorsque l'abcès est facilement accessible, le traitement de choix est la ponction avec injection consécutive de glycérine iodoformée (Henle, Vulpius, etc.).

Contre-indications. — Tout procédé opératoire (à l'exception de l'ouverture des abcès) est contre-indiqué dans les processus tuberculeux florides. Il ne faut pas non plus intervenir en vue de remédier aux paralysies ou à la gibbosité tant qu'on n'a pas préalablement et pendant longtemps appliqué des méthodes conservatrices. Des plaies de décubitus étendues, la tuberculose grave d'autres organes, un mauvais état général, des altérations prononcées des reins et des complications d'autre nature rendent toute intervention opératoire illusoire.

Succès et dangers de l'opération. — Les résultats en général assez mauvais des interventions opératoires dans la spondylite ont contribué à limiter de plus en plus leurs indications. Ainsi, d'après la statistique de Chipault, la guérison définitive n'est survenue que 15 fois sur 103 malades qui avaient subi la laminectomie ; 43 de ces cas sont morts immédiatement après l'opération. Les paralysies pottiques graves sans foyer osseux trop exubérant peuvent être améliorées ou même guéries par le traitement opératoire (redressement lent de la gibbosité, laminectomie). Les abcès froids diminuent souvent après une injection iodoformée et souvent guérissent.

Marche de la maladie si on n'intervient pas. — Le repos absolu, l'immobilisation, l'extension et le redressement de la colonne vertébrale (corset plâtré) peuvent à eux seuls amener la guérison ; les douleurs disparaissent et les paralysies rétrocèdent. J'ai plusieurs fois observé la rétrocession des paralysies même invétérées des quatre membres par l'application des appareils plâtrés. Oppenheim a même vu une amélioration passagère considérable d'une paraplégie remontant à sept ans, de telle sorte que le malade pouvait de nouveau marcher. La moitié des cas environ guérit sous l'influence d'un traitement orthopédique.

BIBLIOGRAPHIE

VULPIUS, *Die moderne Behandlung der Spondylitis* (*Zentraltralblatt für die Grenzgebiete der Medizin u. Chirurgie*, 1899).

Henle, *Spondylitis* (*Handbuch der prakt. Chirurgie* von Bergmann, Bruns und Mikulicz, Stuttgart, 1900, II. Band).

Oppenheim, *Lehrbuch der Nervenkrankheiten*, 3. Auflage, Berlin, 1902.

Lorenz, *Spondylitis* (*Realencyclop. der Heilkunde*, 3. Auflage).

Krause, *Tuberkulose der Knochen und Gelenke* (*Deutsche Chirurgie*, 28 a).

2. — OSTÉOMYÉLITE DES VERTÈBRES

Étiologie. — Les mêmes causes qui occasionnent l'ostéomyélite des autres os doivent aussi être prises en considération dans l'ostéomyélite des vertèbres (infection par les staphylocoques blanc et doré). Le traumatisme semble assez souvent jouer un rôle important.

Remarques anatomo-pathologiques. — L'affection atteint le plus souvent les vertèbres lombaires ; puis viennent les vertèbres dorsales ; tantôt ce n'est qu'une vertèbre qui est atteinte, tantôt plusieurs ; le mal peut se limiter au corps des vertèbres et gagner aussi les arcs et l'apophyse épineuse. Le séquestre peut atteindre un si gros volume qu'il y a formation de gibbosité. Le pus provenant de la vertèbre malade peut comprimer la moelle ou faire saillie sous la peau du dos ou vers la face postérieure du pharynx. On a observé aussi des abcès volumineux par congestion sur ou dans le psoas.

Remarques cliniques. — L'affection, d'ailleurs rare, débute souvent par des phénomènes généraux brusques comme les autres maladies infectieuses aiguës. Il y a une fièvre intense et souvent des frissons. Un début latent est plus rare. De bonne heure on constate de la sensibilité des vertèbres et de la raideur de la partie affectée ; à la fin du premier septénaire, il survient un œdème prononcé et étendu de la peau du dos, au niveau des vertèbres malades, œdème qui aboutit à la formation de l'abcès. Lorsque le corps d'une vertèbre cervicale supérieure est atteint on observe un abcès rétro-pharyngien ; mais lorsque l'affection siège plus bas, le pus fait irruption dans les plèvres et il se forme un abcès par congestion, qui n'est guère cliniquement reconnaissable. L'irruption dans le canal vertébral suscite des phénomènes de compression médullaire.

Le **diagnostic** pourra être parfois établi en s'appuyant sur les phénomènes généraux graves, sur la sensibilité à la pression d'une certaine partie de la colonne vertébrale, sur l'œdème et sur la formation de pus. On reconnaîtra plus facilement les lésions des apophyses épineuses ou transverses que celles des corps des vertèbres.

Indications des interventions opératoires. — Dès que l'affection est reconnue il faut intervenir chirurgicalement en vidant largement le pus et en enlevant, si c'est possible, les os malades.

Dangers de l'opération. — Ils sont le plus souvent plus graves dans les interventions tardives, car l'individu est plus affaibli et l'opération sera plus étendue.

Suites de l'abstention opératoire. — L'ostéomyélite abandonnée à elle-même occasionne la mort (la mortalité est de plus de 60 0/0 en comptant les cas observés jusqu'à présent, même ceux qui ont été opérés avec succès) ou le marasme (par dégénérescence amyloïde).

Succès de l'opération. — Dans la plupart des cas, on a pu abréger l'affection et obtenir la guérison ; l'ostéomyélite du sacrum a seule donné jusqu'à présent un pronostic néfaste.

BIBLIOGRAPHIE

HAHN, *Die acute infektiöse Osteomyelitis der Wirbel* (*Beiträge zur klinischen Chirurgie*, Bd. XXV, p. 176).

3. — LES AFFECTIONS TRAUMATIQUES DE LA MOELLE ÉPINIÈRE

Données étiologiques. — Les affections de la moelle peuvent se produire à la suite de traumatismes agissant directement ou indirectement sur la colonne vertébrale avec ou sans altération de cette dernière.

Remarques anatomo-pathologiques. — Le traumatisme peut provoquer des processus de destruction graves et très étendus de la moelle (nécrose, hémorragie), notamment dans ses parties centrales, sans que l'examen anatomique fasse reconnaître une dislocation ou une fracture de la colonne vertébrale ou une lésion des méninges médullaires. D'un autre côté il peut y avoir une compression notable de la moelle par suite de la pression exercée par une esquille osseuse détachée ou par une vertèbre disloquée sans altération notable de la structure de la moelle, même après une durée de l'affection de plusieurs mois. Le plus souvent, il est vrai, la moelle est lésée lorsqu'il y a lésion de la colonne vertébrale (Sur 100 observations de Wagner et Stolper la moelle participait 71 fois, et 29 fois elle était indemne). Souvent la moelle est même complètement broyée au niveau de la partie comprimée. On observe souvent des hémorrhagies épidurales très étendues, mais ordinairement elles ne comprennent pas la moelle. Les racines nerveuses sont très rarement détruites, comprimées ou lésées par les esquilles osseuses. Le plus souvent elles sont comprimées avec la moelle et, lorsque cette dernière est broyée, elles le sont aussi soit au niveau de la moelle, soit dans leur passage à travers les trous intervertébraux. Lorsque la fracture vertébrale guérit par formation d'un cal exubérant ou qu'il se développe une prolifération notable des tissus de sclérose au niveau des lésions méningées, la moelle épinière peut être comprimée par ces tissus néoformés, ce qui du reste s'observe rarement.

Remarques cliniques. — Les symptômes peuvent être divisés en deux groupes : le premier groupe comprend les phénomènes qui sont provoqués par l'altération de forme de la colonne vertébrale; au second groupe appartiennent les symptômes dus au système nerveux.

La luxation peut être complète ou incomplète, unilatérale ou bilatérale. Le plus souvent on remarque une déformation de la colonne vertébrale, fixée par des contractions musculaires, difformité qui se révèle à la palpation ou à l'examen par les rayons de Röntgen [saillie d'une apophyse épineuse, protubérance anormale du pharynx reconnue au toucher (Stolper)]. Lorsque la luxation est unilatérale, on observe une rotation, une inclinaison de la tête et une scoliose de la colonne cervicale dont la convexité se trouve du côté de la luxation. La luxation intéresse le plus souvent la colonne cervicale et le plus rarement la colonne lombaire.

Les fractures donnent naissance à des déformations semblables de la colonne vertébrale. La crépitation existe parfois; rarement on peut palper des fragments osseux détachés. Par l'examen radiographique on aura souvent des données précieuses. Dans un de mes cas, le diagnostic de fracture n'a pu être établi que par l'examen radiographique, tandis que tous les autres symptômes osseux faisaient défaut et qu'il n'y avait que des signes d'une affection purement médullaire. On a constaté le plus souvent les fractures sur les parties le plus inférieures des vertèbres dorsales et sur les premières vertèbres lombaires. On trouve assez souvent une combinaison de luxation totale avec fracture (Totalluxationsfraktur-Kocher), notamment au niveau des vertèbres dorsales inférieures.

Lorsqu'il y a des symptômes médullaires (ils manquent parfois complètement), ils peuvent indiquer une destruction ou une interruption complète ou incomplète de la conductibilité.

L'écrasement complet de la moelle ou l'interruption complète de la conductibilité (par suite d'hémorrhagie, nécrose, déchirure, compression) se caractérise par les phénomènes suivants :

Perte de la sensibilité cutanée dans les régions du corps dont les nerfs sensitifs se rendent dans la moelle au-dessous ou au niveau même du point détruit. Cependant, les limites supérieures de la région anesthésiée ne correspondent pas à la vertèbre affectée; le plus souvent elles ne vont pas aussi haut, alors même qu'on tient compte de ce que l'apophyse épineuse saillante ne correspond le plus souvent pas à la vertèbre occasionnant la compression, mais à une vertèbre supérieure ou inférieure. Cette différence entre la hauteur de la lésion et la limite de la sensibilité s'explique par le fait que les racines de la moelle, partant de segments médullaires supérieurs, se dirigent obliquement dans le canal vertébral en bas et ne sont le plus souvent pas touchées par la destruction au niveau de la lésion. Les racines qui prennent naissance dans les parties de la moelle détruite sortent beaucoup plus bas des canaux intervertébraux ; plus on va vers la queue de cheval et plus on est surpris de la différence de hauteur entre le segment de la moelle et le point de sortie des nerfs qui lui appartiennent ;

2° Paralysie flasque des muscles dont les voies motrices cheminent en aval de la partie détruite ou partent de cette dernière. La paralysie ne dégénère en atrophie que pour les muscles innervés par la partie détruite ;

3° La paralysie est aussi bien motrice que sensitive et elle est symétrique sur les deux parties du corps (Wagner-Stolper) ;

4° Les réflexes rotuliens disparaissent aussitôt à jamais (Loi de Bastian);

5° On constate régulièrement des troubles de la vessie et du rectum, assez souvent des signes de lésions rénales (Wagner-Stolper);

6° On observe une paralysie vaso-motrice exactement dans le territoire de la paralysie motrice et sensitive.

De ces symptômes trois sont envisagés par Wagner-Stolper comme infaillibles :

1° La coïncidence de la paralysie motrice et sensitive et la symétrie de cette dernière sur les deux moitiés du corps ;

2° L'absence de tout phénomène d'irritation dans le district paralysé;

3° La disparition des réflexes rotuliens.

En faveur d'une *lésion partielle de la moelle* parlent, d'après les mêmes auteurs, les faits suivants : 1° les troubles de motilité et de sensibilité n'ont pas une étendue parallèle (non-coïncidence); 2° les deux moitiés du corps participent souvent d'une manière différente à la paralysie ; 3° on constate des phénomènes d'irritation motrice comme sensitive; 4° les réflexes rotuliens sont presque toujours conservés, le plus souvent augmentés, fréquemment différents sur les deux côtés, et dans tous les cas ils ne manquent jamais d'une manière durable; 5° on note des variations d'intensité de la paralysie spinale ainsi que son début tardif; de plus on remarque qu'elle est incomplète aussi bien dans le domaine moteur que sensitif; 6° le rétablissement complet ou partiel de la fonction se produit au bout de huit à quinze jours.

En faveur d'une *participation des racines postérieures des nerfs* (compression) parlent des douleurs irradiées, des zones hyperesthésiques ou anesthésiques dans des territoires cutanés qui correspondent aux racines postérieures. En faveur du diagnostic de compression des racines antérieures militent les phénomènes d'irritation motrice (tremblements, spasmes), ou aussi des parésies atrophiques se manifestant dans les groupes de muscles qui sont innervés par les racines malades.

Lorsque la luxation ou la fracture intéresse la colonne lombaire, il ne peut s'agir, à partir de la deuxième vertèbre lombaire, que de lésions de la queue de cheval. Elles sont difficiles à différencier de celles du cône terminal; cependant, les phénomènes d'irritation de nature sensitive sont relativement fréquents dans les lésions de la queue de cheval (Schiff), et les parésies ne sont guère symétriques et sont bien incomplètes, tandis que, dans les lésions du cône terminal, la symétrie est plus prononcée et les paralysies plus fréquentes.

Diagnostic différentiel. — Il peut y avoir confusion avec la commotion spinale sans lésion des vertèbres ; il est vrai que, d'après Kocher, il existe presque toujours dans ces cas une nécrose traumatique ou une hématomyélie. La régression rapide des symptômes parle contre la nécessité d'une intervention opératoire. Dans *la spondylite traumatique* (Kümmel) qui se développe quelque temps après le traumatisme avec des douleurs, de la raideur des vertèbres et des phénomènes de compression de la moelle, on rencontre toujours une gibbosité (le plus souvent à angle aigu). Le malade guérit sans autre traitement, après avoir gardé tout simplement le repos.

Lorsque des malades atteints de *spondylite tuberculeuse* subissent un traumatisme des vertèbres, leur affection jusqu'alors latente et stationnaire peut devenir progressive et occasionner des phénomènes spinaux par suite de la compression de la moelle. Il en est de même *des néoplasmes de la colonne vertébrale.* Une tumeur bénigne faisant saillie dans le canal vertébral ne pourra guère être différenciée d'un cal exubérant d'une vertèbre ; un néoplasme malin progresse rapidement et cause des douleurs violentes, tandis que les douleurs dues à des lésions vertébrales vont en s'atténuant. A un stade avancé, on ne méconnaîtra la tuberculose des vertèbres qu'exceptionnellement.

L'*écrasement des disques intervertébraux* se caractérise par des douleurs locales, par une sensibilité spéciale lorsqu'on exerce une pression sur la tête, sur les épaules ou en mettant une charge sur le dos, par le gonflement et la proéminence de l'apophyse épineuse, qui se trouve immédiatement au-dessus du point lésé.

Indications des interventions opératoires. — Les auteurs ne sont pas encore d'accord sur la nécessité d'interventions dans les *fractures des vertèbres*. Ils s'accordent cependant à dire que l'opération (laminectomie avec ouverture du canal vertébral par résection des arcs vertébraux) est indiquée dans des cas déjà anciens dans lesquels il existe une interruption incomplète de la conductibilité de la moelle. Les cas tout à fait récents ne devraient pas être opérés, car la régression spontanée des symptômes peut être très prononcée.

Dans un de mes cas il était survenu, à la suite d'une chute d'une grande hauteur, une paralysie motrice et sensitive des extrémités inférieures. A l'examen clinique, on constata, comme cause probable de la paralysie, une fracture de la première vertèbre lombaire. La paralysie rétrocéda petit à petit spontanément et avait disparu complètement au bout d'un an environ.

Il ne faut cependant pas attendre trop longtemps, car la lésion de la moelle pourrait devenir irréparable. La plupart des auteurs conseillent de ne pas opérer avant la cinquième semaine et de ne pas attendre plus de trois mois. Une intervention sanglante, hâtive est cependant indiquée (Goldscheider) dans des fractures comminutives des arcs vertébraux avec dépression des fragments et avec lésion probable de la moelle ; de même aussi dans les fractures avec subluxation durable et irréductible, au niveau de la queue de cheval, et dans les destructions de la moelle dues à des lésions par armes à feu ou par divers instruments piquants (Wagner-Stolper). L'opération hâtive dans les fractures d'autre origine n'a plus qu'un petit nombre d'adeptes, tandis qu'autrefois beaucoup d'auteurs la préconisaient (Wagner, Chipault, Lejars, Biddle, Hammond et d'autres).

Lorsqu'avec une paralysie persistante on constate une déformation indiquant une fracture de l'arc vertébral, on doit, d'après Goldscheider, procéder également à la laminectomie.

Quelques auteurs même la conseillent, comme opération exploratrice, quand cette déformation n'existe pas, mais à la condition que la paralysie ne soit pas trop ancienne et que la compression soit probable avec une interruption incomplète de la conductibilité.

Si une paralysie progressive n'est survenue que plusieurs semaines ou plusieurs mois après la fracture et qu'elle revêle les caractères d'une affection compressive de la moelle, une laminectomie exploratrice est justifiée pour enlever un cal exubérant ou pour rompre des adhérences qui se seraient établies entre les méninges et les vertèbres plus ou moins disloquées.

Dans les *luxations*, il faut autant que possible pratiquer des redressements. La laminectomie ne doit être exécutée, d'après Chipault, que dans des luxations anciennes avec troubles légers. Kirmisson la recommande aussi pour les cas dans lesquels les essais de réduction ont échoué ; bien entendu il faut alors que les troubles soient si considérables que cette intervention soit justifiée.

Contre-indications. — L'intervention opératoire est inutile lorsqu'il existe des symptômes qui indiquent une destruction complète de la moelle à un certain niveau. Les phénomènes d'interruption complète de conductibilité seront donc une contre-indication. D'après ce que nous avons dit plus haut, toute intervention sanglante sera aussi contre-indiquée dans les cas récents. Un simple hématorachis contre-indiquera également l'opération. Lorsque la fracture existe depuis des années avec des symptômes stationnaires de paralysie, l'opération n'aura aucune chance de succès.

Succès et dangers des interventions opératoires. — Hahn a réuni 64 cas de laminectomie après fracture vertébrale, publiés de 1893 à 1897. Dans 30 0/0 des cas, il y a eu guérison ou amélioration ; dans 19 0/0, l'amélioration fut insignifiante ; dans 12 0/0, nulle ; 39 0/0 des cas se sont terminés par la mort. Les résultats les plus défavorables ont été observés dans les interventions sur les vertèbres cervicales et dorsales (60 0/0 de cas de mort). Les succès les plus éclatants de la laminectomie ont été constatés dans les fractures des vertèbres lombaires. Sans doute, dans un assez grand nombre de cas, l'intervention a été pour beaucoup dans le résultat néfaste ; aussi ne doit-on la conseiller que lorsqu'elle répond à une indication bien nette. Mais d'un autre côté il importe de faire ressortir que chez plusieurs malades on a obtenu une guérison complète ; or, abandonnés à eux-mêmes, sans opération, ils seraient restés paralysés toute leur vie et seraient morts à un âge moins avancé.

Suites de l'abstention opératoire. — Néglige-t-on d'opérer dans des cas propices, le malade est voué à un état de marasme persistant, il est exposé à des complications qui peuvent compromettre son existence (cystite et pyélite, eschares de décubitus). Une intervention tardive peut être souvent impuissante à obvier au processus de dégénérescence de la moelle déjà en évolution.

BIBLIOGRAPHIE

F. HAHN, *Die traumatischen Erkrankungen der Wirbelsäule. Sammelreferat* (*Zentralblatt für die Grenzgebiete der Medizin und Chirurgie*, 1898).

KOCHER, *Die Verletzungen der Wirbelsäule* (*Mitteilungen aus den Grenzgebieten der Medizin und Chirurgie*, Bd. I).

WAGNER und STOLPER, *Die Verletzungen der Wirbelsäule* (*Deutsche Chirurgie*, Stuttgart, 1898).

THORBURN, *A contribution to the surgery of the spinal cord.* London, 1889.

GOLDSCHEIDER, *Uber Chirurgie bei Rückenmarkskrankheiten* (*Deutsche medizinische Wochenschrift*, 1894, H. 29).

HENLE, *Wirbelkrankheiten. Handbuch der praktischen Chirurgie, herausgeg. von Bruns, Mikulicz u. Bergmann.* Stuttgart, Enke.

CHIPAULT, *Chirurgie opérat. du système nerveux*, Paris, 1895.

KÜMMEL, *Uber die traumatischen Erkrankungen der Wirbelsäule* (*Deutsche mediz. Wochenschrift*, Bd. XXI).

4. — LES TUMEURS DE LA MOELLE ÉPINIÈRE

Remarques anatomo-pathologiques.— On désigne sous le nom de tumeurs de la moelle épinière non seulement les tumeurs situées dans la substance même de la moelle, mais aussi celles qui ne font que la comprimer. Seules les dernières sont accessibles à une intervention opératoire. On peut les diviser en tumeurs intradurales et tumeurs extradurales. Parmi les néoplasmes intravertébraux, les intraduraux sont presque aussi fréquents que les extraduraux; les tumeurs vertébrales avec participation consécutive de la moelle sont deux fois plus fréquentes que les autres néoplasmes méningés et médullaires réunis. Les tumeurs extramédullaires qui se trouvent au niveau de la moelle dorsale sont les plus fréquentes. Les tumeurs métastatiques (carcinome et sarcome) sont toujours extramédullaires. Les néoplasmes des méninges, d'ordinaire primitifs, sont plus souvent malins que bénins; les tumeurs des vertèbres sont presque toujours malignes. La propagation des néoplasmes des méninges à la moelle est excessivement rare; généralement la moelle est simplement comprimée. Les tumeurs extramédullaires les plus fréquentes (sarcome, psammome, endothéliome, échinocoque, fibrome, etc.) sont bien limitées. Quelques types de tumeurs (sarcomes, neurofribromes, gommes, échinocoques) peuvent être multiples ou se présenter d'une manière diffuse; la sarcomatose diffuse se combine régulièrement avec la formation de tumeurs dans le cervelet. Les tumeurs multiples sont cependant plus rares que les tumeurs solitaires.

Les traumatismes semblent favoriser leur développement.

Remarques cliniques. — Dans beaucoup de cas, on peut observer un certain ordre dans la marche des phénomènes cliniques. Les premiers symptômes sont des signes d'irritation des racines; ils sont suivis de phénomènes de compression progressivement croissante de la moelle. D'abord la compression est unilatérale (du même côté que l'irritation des racines) puis bilatérale; finalement, ou même plus tôt, surviennent des douleurs circonscrites et parfois des déformations de la colonne vertébrale.

Les symptômes d'irritation des racines les plus importants sont des douleurs névralgiques violentes, le plus souvent unilatérales, mais aussi bilatérales et des névralgies intercostales s'accompagnant d'hyperesthésie. Si la tumeur siège sur une racine antérieure du renflement cervical ou lombaire, il peut y avoir aussi des phénomènes d'irritation motrice (tremblements, crampes, raideur), qui sont bientôt suivis d'une atrophie dégénérative des muscles.

Plus tard l'hyperesthésie fait place à l'anesthésie ou encore l'aire hyperesthésique (ou bien, s'il y a déjà anesthésie, l'aire anesthésique) s'étend ; il peut aussi survenir de la rigidité des vertèbres. Assez souvent les douleurs des racines sont très rapidement suivies de la compression de la moelle. La compression provoque une parésie spasmodique des extrémités qui est au début unilatérale, correspondant au siège de la tumeur, pour devenir ensuite bilatérale. Lorsque le néoplasme siège assez bas, l'affection débute sur une extrémité inférieure seulement ; mais lorsque son siège est assez haut, toute une moitié du corps se trouve affectée. Dans cet état, on rencontre fréquemment et d'une manière transitoire le syndrome de Brown-Séquard témoignant d'un trouble pathologique d'une moitié de la moelle. Lorsque la paraplégie est complètement développée on constate aussi des désordres du côté de la vessie et du rectum (souvent aussi à une période plus précoce). A côté des signes de compression de la moelle on voit également persister des douleurs violentes.

Les symptômes varient beaucoup suivant le siège de la tumeur; il serait trop long de les exposer ici en détail. Qu'il suffise seulement de faire ressortir, que souvent la localisation exacte au niveau de l'extrémité terminale de la moelle peut rencontrer des difficultés particulières.

Si les phénomènes cliniques indiquent la participation de plusieurs racines ou segments de moelle assez distants l'un de l'autre, on peut parfois diagnostiquer l'existence de tumeurs multiples. C'est ainsi que dans un cas j'avais d'abord supposé une tumeur de la partie moyenne de la moelle dorsale, et j'avais déjà conseillé au malade de se faire opérer; puis lorsque survinrent des manifestations du côté de la moelle lombaire, et que j'eus diagnostiqué l'existence de tumeurs multiples, je m'opposai à l'opération. A l'autopsie, on trouva en effet des neurofibromes multiples.

Pour ce qui est du **diagnostic**, on ne se bornera pas à établir l'existence de la tumeur; il faudra déterminer aussi son siège le plus exactement possible. En s'aidant de phénomènes d'irritation et de paralysie causés par les lésions radiculaires et médullaires, on arrive le plus souvent à porter un diagnostic exact du siège en hauteur du néoplasme; généralement on ne peut se prononcer que sur la hauteur de son bord supérieur (Bruns). Pour ce qui est du diagnostic topographique assez difficile des segments radiculaires et médullaires intéressés, nous renvoyons aux traités de neurologie.

Diagnostic différentiel. — On peut très facilement confondre les tumeurs avec la carie de la colonne vertébrale ; mais dans cette dernière la cyphose est à angle aigu et non arquée ; de plus il produit souvent des abcès par congestion, et on rencontre fréquemment de la tuberculose d'autres organes. Ajoutons que les douleurs continues, signes d'une irritation radiculaire, s'observent rarement et que parfois il survient une guérison spontanée. En faveur de néoplasme parlent, en outre des autres symptômes, l'existence d'une autre tumeur primitive, une fracture spontanée d'un os long, l'apparition de douleurs dans les vertèbres non sensibles au toucher et l'évolution d'un zona.

On pensera à la syphilis si on trouve dans les antécédents des signes d'une infection primitive ou des traces de tertiarisme et que le traitement spécifique ait eu un résultat favorable.

Dans le diagnostic différentiel entre tumeur des vertèbres et néoplasme intravertébral, il importe de savoir si la néoformation est métastatique. Cette dernière a le plus souvent son siège dans le tissu osseux. Les échinocoques ont presque toujours un siège intravertébral. Dans les néoplasmes osseux, la destruction est beaucoup plus grave que dans les tumeurs intravertébrales ; les déviations latérales des apophyses épineuses indiquent l'existence de néoplasmes osseux.

La différenciation exacte entre les néoplasmes vertébraux et intravertébraux n'est pas possible ; il en est de même entre les néoplasmes extramédullaires et intramédullaires.

Indications des interventions opératoires. — Lorsque tous les symptômes militent en faveur d'une tumeur intravertébrale solitaire et primitive, que les phénomènes permettent d'établir un *diagnostic exact de hauteur*, que le siège intravertébral et extramédullaire de la tumeur est probable, l'ouverture du canal vertébral et la recherche de la tumeur sont indiquées. Dans les cas de tumeurs métastatiques, l'indication de l'intervention chirurgicale n'existe que si la tumeur primitive a été enlevée et qu'on ne puisse découvrir d'autre métastase.

Contre-indications. — Puisque l'intervention est toujours excessivement grave, un mauvais état général représente une contre-indication absolue. Si les phénomènes cliniques permettent de penser avec quelque vraisemblance que la tumeur est intramédullaire, il faut également écarter l'idée d'une opération (notamment lorsqu'on trouve une anesthésie bilatérale partielle, persistant depuis assez longtemps, des atrophies musculaires étendues, rapidement progressives et une parésie des deux extrémités inférieures avec participation grave des membres supérieurs). Si l'existence de tumeurs multiples ou de tumeurs vertébrales métastatiques est probable, il ne faut pas opérer. Dans tous les cas, chaque opération doit être précédée d'un traitement spécifique.

Les **dangers de l'opération** sont actuellement encore excessivement graves. Dans la moitié environ des cas, les malades opérés sont morts immédiatement ou quelques jours après l'intervention.

Chances de l'opération. — Si l'opération a complètement réussi et qu'on ait pu enlever entièrement la tumeur, la guérison complète peut être obtenue pourvu que la longue compression de la moelle n'ait pas produit des altérations irréparables. Cependant, il ne faut pas, jusqu'à plus ample informé, trop espérer d'une intervention opératoire, car les résultats favorables ne représentent qu'un petit nombre des cas observés.

L'*erreur de diagnostic* peut devenir funeste, car toute ouverture du canal vertébral est très dangereuse, d'un côté, à cause de l'hémorragie difficile à arrêter et, d'un autre côté à cause des grands risques d'infection.

Suites de l'abstention opératoire. — La maladie abandonnée à elle-même tue sûrement le malade ; mais il faut dire que par un développement lent de la tumeur, elle peut durer longtemps. D'après ma statistique, la durée moyenne de la maladie, prise à partir des premiers phénomènes jusqu'à la mort, dans les tumeurs intradurales, est de 25,6 mois (la moyenne est calculée sur 63 cas) ; dans les tumeurs extradurales elle est de 13,6 mois (la moyenne est calculée sur 46 cas). Dans ces statistiques, on n'a pas fait rentrer les cas de très longue durée dans lesquels les malades ont parfois survécu pendant des dizaines d'années. En tenant compte de ces cas, la durée moyenne de la maladie pour les tumeurs extradurales s'élève à 17,2 mois. Dans un de mes cas, la mort ne survenait que quatre ans après avoir conseillé l'intervention opératoire ; l'autopsie montra que l'opération eût été inutile.

BIBLIOGRAPHIE

BRUNS, *Die Geschwülste des Nervensystems*, Berlin, 1897.

H. SCHLESINGER, *Beiträge zur Klinik der Rückenmarks-und Wirbeltumoren*, Jena, G. Fischer, 1898.

OPPENHEIM, *Lehrbuch der Nervenkrankheiten*, Berlin, 1902, 3. Auflage.

F. KRAUSE, *Zur Segmentdiagnose der Rückenmarksgeschwülste* (*Berl. klin. Wochenschr.*, 1901, n° 20-22).

L. BRUNS, *Die Segmentdiagnose der Rückenmarkserkrankungen* (*Zentralbl. f. d. Grenzgeb. der Medizin und Chirurgie*, Bd. IV).

HENSCHEN und LENANDER, *Rückenmarkstumor mit Erfolg*

operiert (*Mitteilungen aus den Grenzgebiet. der Medizin und Chirurgie*, Bd. X).

PULMANN und WARREN, *The surgical treatment of tumors within the spinal canal* (*The american Journ. of medic. sciences*, 1899, october).

GOWERS und HORSLEY, *Ein Fall von Rückenmarksgeschwulst und Heilung durch Operation* (*Deutsche Übersetzung von Brandis*, Berlin, 1889).

5. — POLIOMYÉLITE AIGUE

Étiologie. — La poliomyélite est, selon toute vraisemblance, due à une infection. Le traumatisme joue peut-être un rôle étiologique ; mais la preuve certaine n'en est pas encore donnée.

Remarques anatomo-pathologiques. — Dans la poliomylite aiguë il s'agit d'un processus inflammatoire aigu localisé principalement dans les cornes antérieures de la moelle. Les méninges et les centres nucléaires de la moelle allongée peuvent également participer au processus inflammatoire.

Remarques cliniques. — Le début est aigu et fébrile ; les symptômes initiaux sont ceux d'une maladie générale fébrile. A la fin de cette période qui dure plusieurs heures ou plusieurs jours, survient une paralysie qui atteint d'emblée sonm aximum d'extension. La paralysie frappe beaucoup, plus souvent une ou les deux extrémités inférieures que les membres supérieurs ou que les quatre membres; elle s'améliore souvent après plusieurs semaines ou plusieurs mois (d'après Remak, cette amélioration peut même se produire au bout d'un an); on constate très rarement une aggravation par poussées successives. La paralysie est dégénérative, flasque, et, après régression des phénomènes morbides, elle persiste dans certains muscles ou groupes de muscles. Certains muscles sont très rarement atteints par la paralysie, par exemple le muscle couturier; tandis que d'autres restent fréquemment paralysés d'une manière durable. Aux extrémités supérieures, c'est surtout le deltoïde et en général toute la musculature de l'épaule qui sont pris et qui s'atrophient. Lorsque l'excitabilité faradique n'est pas abolie ou n'est pas même modifiée dans le muscle paralysé, ce dernier récupérera ses fonctions. La peau des extrémités paralysées a une coloration bleu rouge (paralysie des vasomoteurs).

Il n'existe ni troubles sensitifs ni troubles de la miction et de la défécation.

Ultérieurement on constate un arrêt de croissance de l'extrémité paralysée qui paraît plus courte dans son ensemble et dont les os s'atrophient; rarement on observe un allongement des os. La contracture des antagonistes des muscles paralysés a pour conséquence le développement de difformités considérables. Si c'est le muscle tibial antérieur qui est paralysé, les péroniers étant intacts, il se développe un pied bot (pes valgus). De la paralysie des différents muscles peut résulter un *pes varus*, *valgus*, *planus*, *calcaneus*. Le pied bot varus-équin s'observe dans la paralysie des extenseurs du pied et des orteils, avec intégrité du tibial antérieur. Il se développe un pied plat lorsque les péroniers et les fléchisseurs plantaires sont paralysés. La paralysie des muscles gastrocnémiens est suivie de *pes calcaneus*.

La contracture des fléchisseurs du genou est assez fréquente. Des contractures considérables des extrémités supérieures sont par contre extraordinairement rares.

Lorsque la paralysie frappe les muscles qui président au fonctionnement d'une articulation, il se forme une articulation anormalement mobile en tous sens; une telle mobilité anormale se rencontre surtout dans l'articulation de l'épaule et de la hanche, où l'on voit souvent apparaître une luxation spontanée.

Remarques concernant le diagnostic différentiel. — Si la maladie est à la période d'état de son évolution, si elle existe déjà depuis plusieurs semaines, elle ne peut guère, en tenant compte des commémoratifs, être confondue qu'avec un très petit nombre d'autres affections. Une polynévrite n'atteint le maximum de son développement qu'au bout de plusieurs semaines, tandis que la poliomyélite aiguë l'atteint dès les premiers jours. Dans les polynévrites la fièvre persiste assez longtemps; il y a aussi des douleurs et une sensibilité très grande à la pression des nerfs et des muscles ; les troubles objectifs de la sensibilité sont beaucoup plus prononcés dans cette affection que dans la poliomyélite aiguë où le plus souvent ils font défaut. L'apparition d'œdèmes et la participation des nerfs crâniens parlent en faveur de la polynévrite (Oppenheim). *Les affections traumatiques de la moelle* peuvent se traduire par des signes semblables à ceux de la poliomyélite aiguë ; les commémoratifs rendront le diagnostic possible. La syringomyélie a une marche lente, revêt un caractère progressif et ses troubles de sensibilité ne sont que partiels. *Les paralysies obstétricales* ne se localisent que sur les extrémités supérieures, dans le domaine des cinquième et sixième nerfs cervicaux.

Indications des interventions opératoires. — La maladie elle-même ne peut, bien entendu, être influencée par un traitement chirurgical ; mais ses suites peuvent donner lieu à des interventions utiles. Les interventions opératoires peuvent être pratiquées dans un triple but : 1° pour enrayer ou diminuer la paralysie de quelques parties des extrémités ; 2° pour faire disparaître des contractures et rendre ainsi possible un traitement orthopédique ; 3° pour fixer des articulations devenues inutilisables.

Pour suppléer à la fonction d'un muscle devenu impropre par paralysie, on pratique la transplantation des tendons de muscles intacts sur ceux de muscles paralysés. Cette intervention est indiquée lorsque la paralysie est partielle et ancienne, et qu'on n'a plus à espérer une amélioration spontanée ; il faut pour cela qu'une année se soit écoulée depuis le début de la maladie. L'intervention doit seulement être tentée si, à côté du muscle paralysé, se trouve un muscle sain, vigoureux, fonctionnant bien et qui soit suffisamment fort pour pouvoir servir de distributeur de force.

Si l'on est en face de difformités portant sur les articulations, on sera souvent obligé de recourir à des ténotomies pour pouvoir les mobiliser. L'indication de ces opérations se pose par conséquent lorsque la déviation articulaire est entretenue par des résistances élastiques, surtout si l'on veut recourir ensuite à un traitement orthopédique.

On aura recours à l'arthrodèse et à la fixation d'une articulation dans la position normale : 1° dans la paralysie totale de tous les muscles articulo-moteurs ; 2° dans les articulations anormalement mobiles ; 3° dans l'impotence fonctionnelle complète d'un segment de membres provoquée par une contracture secondaire. Puisque l'arthrodèse rend inutile le port d'appareils orthopédiques spéciaux, cette intervention sera pratiquée lorsque, faute de temps ou d'argent, on ne pourra acheter de tels appareils ni instituer un traitement orthopédique.

Vulpius a, spécialement pour l'arthrodèse de l'articulation de l'épaule nécessitée par une paralysie poliomyélitique de cette région, posé les indications suivantes : l'opération ne doit être pratiquée qu'au bout de la première année de la maladie, lorsqu'il n'y a plus à espérer le retour des mouvements volontaires et lorsque la main est indemne, c'est-à-dire lorsque la paralysie est limitée aux muscles de l'épaule, bien que le bon résultat de l'opération soit quelque peu contrarié par la paralysie des muscles du bras.

Succès des interventions opératoires. — Les transplantations des tendons notamment sont souvent suivies d'un retour remarquable de la fonction, en ce sens que des membres paralysés acquièrent l'aptitude au travail. Vulpius a récemment rapporté de très beaux succès qu'il doit à cette opération. Parfois aussi l'ankylose, la fixité des articulations obtenue par l'arthrodèse a pour conséquence une utilisation plus grande des membres ; il peut en être de même d'un traitement orthopédique méthodiquement appliqué.

Les **dangers des interventions** sont minimes, car il ne s'agit pas ici d'opérations bien graves.

BIBLIOGRAPHIE

HOFFA, *Orthopädische Chirurgie*, 3. Auflage.

OPPENHEIM, *Lehrbuch der Nervenkrankheiten*, 3. Auflage.

VULPIUS, *Zur Sehnenüberpflanzung* (*Deutsche Zeitschrift für Nervenheilkunde*, Bd. XXII).

VULPIUS, *Die Sehnenüberpflanzungen*. Leipzig, 1902, Veit et C°.

C. — Maladies des nerfs périphériques

1. — NÉVRALGIE DU TRIJUMEAU

Données étiologiques. — L'étiologie de la névralgie du trijumeau est excessivement variable. Des maladies infectieuses, notamment la malaria et l'influenza, des refroidissements et des traumatismes jouent un rôle important. Des maladies d'organes voisins (os, méninges, vaisseaux) peuvent occasionner une névralgie. La carie des dents, l'anémie, parfois aussi des affections de l'intestin et des organes génitaux de la femme peuvent, dans certains cas, jouer un rôle étiologique.

Remarques cliniques. — La maladie est caractérisée par l'apparition d'accès douloureux, excessivement intenses, accès qui souvent sont provoqués par des causes extérieures insignifiantes ou qui peuvent aussi survenir spontanément. Les accès s'accompagnent très souvent de larmoiement (notamment dans la névralgie de la 1re branche), de sécrétions nasales profuses (dans la névralgie de la 2e branche), d'hypersécrétion salivaire (dans la névralgie de la 3e branche). Durant l'accès, la peau de la face et la conjonctive sont d'ordinaire très rouges ; parfois survient aussi une éruption d'herpès sur le nez ou sur la face. Il existe aussi très souvent des points sensibles au toucher au niveau des points d'émergence des branches du trijumeau. Il est très rare de noter de l'hypoesthésie dans la sphère du trijumeau. La douleur s'irradie souvent de la branche atteinte aux autres branches, ou même aux nerfs occipitaux ou cervicaux.

Diagnostic et remarques au sujet du diagnostic différentiel. — Pour ce qui est du diagnostic, nous nous contenterons de ce qui a été dit ci-dessus ; quant au diagnostic différentiel, on songera à la possibilité des affections suivantes : sinusites purulentes, frontale et maxillaire, apparaissant surtout après l'influenza, se traduisant par une sécrétion purulente passagère des fosses nasales, sinusites qui seront mises en évidence par l'éclairage électrique intrabuccal ; la périostite de l'os frontal, surtout de nature syphilitique (se révélant à la palpation et par l'effet du traitement spécifique).

Dans la névralgie dentaire, la douleur se cantonne à une ou plusieurs dents malades, douloureuses à la percussion.

Le glaucome se laisse différencier de la névralgie des rameaux ciliaires par l'augmentation de la tension intra-oculaire, le rétrécissement du champ visuel et par le résultat de l'examen ophtalmoscopique. La migraine n'a de commun avec la névralgie du trijumeau que la douleur violente. Appartiennent en propre à la migraine : la photophobie, l'hyperesthésie auditive, les nausées, les troubles assez marqués de l'état général. La céphalalgie est le plus souvent bilatérale et a d'autres localisations que dans la névralgie du trijumeau. Dans les manifestations rhumatismales du cuir chevelu, celui-ci est d'une façon diffuse hyperesthésique à la pression. L'origine centrale d'une névralgie du trijumeau se reconnaît à la participation d'autres nerfs craniens ou à certains symptômes d'irritation et de paralysie de nerfs moteurs et sensitifs.

Indications des interventions opératoires. — L'indication d'une opération existe seulement si le diagnostic de névralgie périphérique grave du trijumeau est indubitable et que les autres modes de traitement, notamment purgations systématiques, faradisation (avec double pinceau), quinine, acide salicylique et arsenic, et toutes les autres méthodes thérapeuthiques internes et externes ont échoué. Le traitement chirurgical de la névralgie du trijumeau doit donc être envisagé comme dernière planche de salut lorsque les douleurs deviennent insupportables et qu'elles ne peuvent être enrayées d'une autre manière. Si la névralgie n'occupe principalement qu'une branche, on pratiquera d'abord une opération relativement bénigne, (neurexérèse : arrachement du nerf en un ou plusieurs temps, et, le cas échéant, résection d'un segment périphérique). Ce n'est que lorsque cette intervention est restée sans succès ou qu'il est survenu une récidive et qu'un autre traitement chirurgical extra-cranien n'est plus possible qu'on procédera à une opération beaucoup plus grave, à l'extirpation du ganglion de Gasser ou à la section du tronc du trijumeau en arrière du ganglion de Gasser.

Contre-indications. — Dans les névralgies bilatérales, il vaut mieux s'abstenir d'une opération, car l'insuccès est probable (Friedrich). Lorsqu'après une résection d'une partie du nerf, faite suivant les règles de l'art, il survient à nouveau des symptômes récidivants dans l'ancien territoire innervé, et cela immédiatement ou peu de temps après l'opération, il y a peu de chances de succès pour une nouvelle intervention (Friedrich). Lorsque l'origine centrale de l'affection est très vraisemblable, il vaut mieux renoncer à l'opération.

Pronostic des interventions opératoires. — Parmi les cas très graves remontant à plusieurs années de névralgie du trijumeau que Thiersch a traités par l'arrachement des rameaux nerveux, dans un tiers la guérison persistait au bout de six ans, mais dans un autre tiers il s'était produit une récidive indiscutable dans le même laps de temps. L'extirpation du ganglion de Gasser semble enrayer la névralgie du trijumeau d'une manière durable. Dans aucun des cas de Krause la récidive n'est survenue.

Dangers de l'opération. — L'ablation du ganglion de Gasser d'après le procédé de Krause est très dangereuse ; dans 15 0/0 des cas (17 fois sur 113 cas) l'opération a été suivie de mort ; ce qui est surprenant, c'est que la kératite neuroparalytique n'est presque jamais consécutive à l'opération et qu'il ne survient ultérieurement aucun autre trouble grave. Quant à la résection des nerfs, c'est une opération bien moins dangereuse ; elle n'offre de danger que s'il survient des complications.

BIBLIOGRAPHIE

KRAUSE, *Die Neuralgie des Trigeminus*. Leipzig, 1896. Ferner : *Mitteilungen aus den Grenzgebieten der Medizin und Chirurgie*, Bd. II.

FRIEDRICH, *Zur chirurgischen Behandlung der Gesichtsneuralgie* (*Mitteilungen aus den Grenzgebieten der Medizin und Chirurgie*, Bd. III).

BERNHARDT, *Krankheiten der peripheren Nerven* (Nothnagel's *Handbuch der spez. Pathologie*, Bd. XI, Wien).

THIERSCH, *Verhandlgn. d. deutschen Gesellschaft f. Chirurgie*, 1889.

2. — NÉVRALGIE OCCIPITALE

Remarques cliniques. — Sous le nom de névralgie occipitale on comprend les névralgies dans la sphère des branches sensitives du plexus cervical. Le plus souvent la douleur s'étend de la nuque jusqu'au vertex (domaine du grand occipital), plus rarement elle apparaît dans les parties latérales de l'occiput (domaine du petit occipital et de l'auriculaire). La douleur se montre sous forme de paroxysmes, plus souvent le soir que le matin. Pendant l'accès la tête est maintenue raide, l'occiput reposant dans le creux de la main ; la peau de cette région est souvent hyperesthésiée. Parmi les points douloureux il faut citer le point occipital situé entre l'apophyse mastoïde et les premières vertèbres cervicales, puis le point pariétal situé dans le voisinage de la protubérance pariétale, et enfin le point cervical, qui se trouve entre le bord antérieur du trapèze et le bord postérieur du sterno cléido-mastoïdien.

Étiologie. — La névralgie occipitale est relativement fréquente à la suite de refroidissements (angines), de maladies infectieuses, de traumatismes et d'intoxications. L'hystérie et la neurasthénie peuvent aussi jouer un rôle étiologique. Souvent la cause doit être cherchée dans une affection de la colonne cervicale et de ses méninges, (spondylite tuberculeuse, carcinomateuse, syphilitique, arthrite déformante). Des affections centrales (tumeurs, glioses) peuvent également occasionner des névralgies occipitales.

Diagnostic et diagnostic différentiel. — Dans le diagnostic il faut surtout tenir compte de l'existence de points douloureux à la pression et de l'absence d'autres phénomènes. Il faut toujours examiner la paroi postérieure du pharynx pour ne pas laisser passer inaperçue une affection de la colonne cervicale. Une détermination rhumatismale des muscles du cou se manifeste par une sensibilité à la pression de ces derniers. Quant à la douleur de la nuque d'origine hystérique, elle peut être influencée par la suggestion et s'étend d'habitude aussi sur le dos; les points sensibles à la pression ne se cantonnent pas aux points d'émergence du grand occipital. Dans le mal de Pott cervical il existe aussi des symptômes spinaux, raideur de la colonne vertébrale, gonflement dans le voisinage et parfois de la crépitation.

Indications des interventions opératoires. — Si le traitement interne est resté inefficace on doit, en dernier ressort, tenter contre des douleurs violentes et continues la section des nerfs près de leur origine et l'exérèse des branches périphériques, comme l'a indiqué Thiersch (Krause). Si malgré cette opération la douleur violente persiste, la section plus dangereuse des racines postérieures des nerfs cervicaux supérieurs, dans le canal vertébral, est, d'après Chipault, indiquée; ce procédé paraît jusqu'à présent devoir être réservé aux cas tout à fait désespérés.

Dangers de l'opération. — En suivant le procédé opératoire indiqué par Krause la lésion ou la section du phrénique n'est guère à craindre; la section des racines postérieures est, au contraire, une intervention grave et dangereuse.

Contre-indications. — L'existence d'un mal de Pott cervical, d'une affection centrale, la certitude de l'origine fonctionnelle de l'affection contre-indiquent l'opération.

BIBLIOGRAPHIE

BERNHARDT, *Erkrankungen der peripheren Nerven*, T. II (Nothnagel's *Handbuch der speziellen Pathologie*. Bd. XI, Wien).

CHIPAULT et DEMOULIN, *la Résection intradurale des racines médullaires* (*Nouv. Iconogr. de la Salpêtrière et Gazette des Hôpit.*, 1895, n° 95).

KRAUSE, *Die operative Behandlung der schweren Occipitalneuralgie* (*Beiträge zur klin. Chirurgie*, Bd. XXIV).

3. — NÉVRALGIE BRACHIALE

Étiologie. — Il semble bien que le plus souvent les prédispositions névropathiques jouent le principal rôle dans l'étiologie de la névralgie brachiale (Oppenheim). Les maladies infectieuses, les états anémiques et cachectiques, le diabète et la goutte y prédisposent aussi; de même et surtout les traumatismes qui sont loin d'être rares (après blessures ou fractures du bras et de la clavicule). La névralgie peut être due aussi à l'existence de côtes cervicales, à la présence de ganglions néoplasiques et à des modifications anatomiques manifestes des parois des artères de voisinage (sous-clavière et aorte).

Remarques anatomiques. — La névralgie est parfois causée par de grosses lésions anatomiques dans le voisinage des nerfs; dans ces cas, il est vrai, on a affaire plutôt à des névrites qu'à des névralgies. Ainsi des côtes cervicales, surtout au cas de périostite, peuvent exercer une pression directe sur les nerfs du bras ; ces derniers peuvent aussi, après des fractures, se trouver englobés dans le cal ou dans du tissu cicatriciel, ou encore être comprimés ou irrités par des esquilles osseuses ou par un corps étranger. Il faut aussi se souvenir que dans le torticolis les muscles du cou contractés peuvent exercer une pression directe sur le plexus brachial.

Remarques cliniques. — Généralement, dans la névralgie brachiale, la distribution des douleurs n'est pas nettement localisée; il arrive cependant qu'elle soit surtout cantonnée au territoire d'un nerf. Les douleurs sont parfois continues; plus souvent elles procèdent par accès et sont alors facilement provoquées par les mouvements du bras. On trouve des points douloureux, notamment au niveau du point de pénétration du nerf radial dans la gouttière de torsion, puis sur le nerf cubital au niveau de l'olécrane; sur le nerf médian, dans le pli du coude ou au-dessus de l'articulation carpo-métacarpienne et enfin au niveau même du plexus, sur les côtés des vertèbres cervicales inférieures. Quant aux troubles trophiques de la peau, ils ne se développent guère que dans les névrites.

Diagnostic et diagnostic différentiel. — Assez

souvent une affection centrale (tabès, syringomyélie, tumeurs de la moelle, pachyméningite, spondylite) provoque des douleurs dans le domaine du plexus brachial ; mais ces affections se révèlent par d'autres symptômes. Il en est de même pour les maladies des gros vaisseaux. On ne peut poser le diagnostic de névralgie brachiale pure que lorsqu'on a pu exclure toute maladie organique des os, des articulations et des muscles.

Indications des interventions opératoires. — Ces indications peuvent être divisées en deux groupes. Dans un premier groupe, s'il s'agit d'une compression probable, cal, esquilles osseuses, corps étrangers, cicatrices, tumeurs, ou d'une section partielle ou complète des nerfs, l'opération hâtive est tout à fait justifiée; on doit enlever la cause d'irritation permanente des nerfs par une opération ; le cas échéant, on pratiquera des résections avec suture consécutive des nerfs. La constatation de côtes cervicales dans un cas de névralgie brachiale intense avec absence d'autres conditions étiologiques est une indication suffisante pour leur ablation. Dans deux de mes cas, les douleurs névralgiques disparurent après l'ablation des côtes cervicales. Dans les torticolis avec névralgie brachiale constante la section du sterno-cléido-mastoïdien contracté est également indiquée pour guérir la névralgie (Kader).

Tandis que dans ce groupe l'opération est indiquée dès qu'on a reconnu un rapport de cause à effet entre les altérations anatomiques et les névralgies, dans les névralgies brachiales essentielles, sans causes anatomiques, l'intervention opératoire consistant en une élongation sanglante des nerfs ne doit être envisagée que comme dernière planche de salut, lorsque tous les autres modes de traitement (entre autres aussi l'élongation non sanglante de Naegeli) ont échoué.

Contre-indications. — L'intervention chirurgicale est contre-indiquée lorsque la cause anatomique qui provoque ou entretient la névralgie brachiale n'est pas accessible à un traitement opératoire. Il faut mentionner ici tous les cas de névralgies symptomatiques des affections de la moelle et des vertèbres (à l'exception des tumeurs des racines nerveuses et des méninges) et des maladies des vaisseaux.

Suites de l'abstention opératoire. — S'il existe une altération anatomique des nerfs l'abstention opératoire peut, dans certains cas, avoir pour conséquence une destruction complète du nerf et partant un trouble irréparable.

BIBLIOGRAPHIE

BERNHARDT, *Krankheiten der peripheren Nerven*, Th. II (Nothnagel's *Handbuch der speziellen Pathologie*, Bd. XI, Wien).

BERNHARDT, *Ueber Halsrippen* (*Berliner klin. Wochenschrift*, 1895, n° 4).

OPPENHEIM, *Lehrbuch der Nervenkrankheiten*, 3. Auflage, 1902.

H. WEISS, *Die Halsrippen und ihre klinischen Erscheinungen* (*Zentralbl. für die Grenzgebiete der Medizin und Chirurgie*, 1900).

KADER, *Neuralgie des Plexus cervicalis und brachialis* (*Mitteilungen aus den Grenzgebieten der Medizin u. Chirurgie*, Bd. II).

NAEGELI, *Therapie von Neuralgien durch Handgriffe*, 2. Auflage, Jena 1899, G. Fischer.

4. — NÉVRALGIE INTERCOSTALE

Étiologie. — Cette névralgie survient très fréquemment chez des sujets anémiés, dans la tuberculose pulmonaire et après l'influenza. Parmi les autres données étiologiques, il faut de plus mentionner l'hystérie, l'épuisement de l'organisme qui succède aux maladies fébriles, à la lactation et parfois aussi aux affections de l'appareil circulatoire.

Remarques cliniques. — Les douleurs se manifestent d'habitude dans le domaine des branches antérieures de plusieurs nerfs intercostaux; elles sont parfois excessivement intenses et s'accentuent sous l'influence des ébranlements (toux, éternuement). Ordinairement il y a trois points douloureux; l'un se trouve immédiatement à côté de la colonne vertébrale (point vertébral), l'autre sur la ligne axillaire (point latéral), et le troisième à côté de la ligne médiane antérieure du corps. Le territoire cutané innervé par le nerf intercostal atteint est d'habitude hyperesthésié. Les névralgies intercostales s'observent plus souvent à gauche qu'à droite.

Diagnostic et diagnostic différentiel. — Très souvent la névralgie intercostale n'est qu'un symptôme. Elle survient fréquemment dans les affections des vertèbres de nature tuberculeuse ou néoplasique. Elle peut être aussi produite par un processus méningé (méningites, tumeurs), ou par un processus spinal. Elle peut être due aussi à une névrite symptomatique d'un zona, d'un traumatisme des côtes, d'un anévrysme de l'aorte.

Dans tous ces cas, la névralgie n'est qu'un symptôme d'une autre maladie que l'on reconnaîtra à d'autres signes n'appartenant pas en propre à la névralgie intercostale.

L'existence d'anesthésies parle contre l'idée d'une simple névralgie; il en est de même de la coexistence de déviations vertébrales (scoliose, cyphose) ou des symptômes spinaux graves ou enfin d'une lésion des côtes (fractures).

Le diagnostic s'appuiera sur ce que nous avons dit plus haut.

Indications des interventions chirurgicales. — Étant donné que la plupart des névralgies intercostales disparaissent spontanément ou guérissent sous l'influence d'une médication interne, ce ne sont guère que les formes subaiguës et chroniques qui puissent fournir des indications pour une intervention, et cela dans les cas où la névralgie, pourtant non symptomatique, a persisté avec une tenacité insupportable au malade. L'intervention consiste en une élongation sanglante ou en une résection du nerf ou enfin en une section intradurale de sa racine.

Contre-indications. — Si la névralgie est occasionnée par une lésion anatomique quelconque ne pouvant être influencée par une opération (mal vertébral, anévrysme, etc.), l'intervention chirurgicale se trouve contre-indiquée. La névralgie ou la névrite du zona ne sont pas justiciables d'une opération, du moins d'après nos connaissances actuelles sur cette affection.

Pronostic et danger de l'intervention. — La résection d'un ou de plusieurs nerfs ne présente pas de danger; mais quelques cas seulement ont été guéris ou améliorés par elle. L'élongation sanglante du nerf peut aussi être suivie d'un succès.

La section intradurale d'une racine postérieure met la vie du malade en danger sans qu'on puisse pour cela garantir un succès certain.

BIBLIOGRAPHIE

OPPENHEIM, *Lehrbuch der Nervenkrankheiten*, 3. Auflage, p. 523.

Bernhardt, *Krankheiten der peripheren Nerven* (Nothnagel's *Handbuch der spez. Pathologie*, Bd. IX, 2. Hälfte, p. 318).

Schede, *Handbuch d. spez. Therapie* v. Penzoldt-Stintzing, 2. Aufl.

5. — MÉRALGIE PARESTHÉSIQUE

MALADIE DE ROTH-BERNHARDT, NÉVRALGIE DU NERF FÉMORO-CUTANÉ EXTERNE

Étiologie. — L'affection se développe souvent à la suite de refroidissements, de traumatismes, de la syphilis acquise, de maladies infectieuses, de la goutte, de la gravidité. Elle se rencontre souvent aussi chez des alcooliques, plus rarement dans les affections des centres nerveux.

Remarques anatomiques. — La maladie semble se développer avec prédilection lorsqu'il existe des particularités anatomiques susceptibles de léser le nerf mécaniquement. Ces particularités anatomiques sont constituées par la compression ou le tiraillement du ligament iléo-tibial fortement tendu dans la position debout; la gaine du nerf est sur un trajet assez long en rapport intime avec ce ligament. Dans un cas, on a constaté comme cause de la névralgie une pression exercée sur le nerf par le bord tranchant du ligament iléo-pectiné. A l'examen de fragments réséqués du nerf, on a constaté des états anatomiques variables (névrite, etc.).

Remarques cliniques. — On comprend sous le nom de méralgie paresthésique l'apparition de troubles de sensibilité isolés, subjectifs ou objectifs sur la face externe de la cuisse. Les douleurs sont le plus souvent plus prononcées quand le malade est debout et disparaissent quand il est couché. Ces troubles consistent le plus souvent en ce que tous les modes de sensibilité sont émoussés d'une manière égale dans un territoire qui est situé sur la face externe de la cuisse au-dessous du grand trochanter ; exceptionnellement ce trouble empiète aussi sur la face antérieure de la cuisse. La durée de la maladie s'étend souvent à plusieurs dizaines d'années. L'affection est fréquemment bilatérale.

Indications d'interventions chirurgicales. — Ce n'est que dans les cas graves avec douleurs violentes traités infructueusement, soit localement, soit par une médication interne, que l'intervention opératoire est indiquée : elle consiste en une résection ou élongation du nerf, ou en un relâchement du ligament comprimant le nerf. Puisque la maladie est souvent de très longue durée, on doit déjà, après le premier mois, conseiller l'opération, surtout si la maladie occasionne une incapacité de travail.

Contre-indications. — La présence d'altérations centrales pouvant être la cause de la névralgie contre-indiquent l'intervention.

Suites fâcheuses de l'opération. — Elles consistent en une anesthésie de longue durée dans le territoire du nerf fémoro-cutané externe lorsqu'on a réséqué le nerf.

Pronostic des interventions opératoires. — Les douleurs disparaissent d'habitude complètement, mais pas toujours. Les récidives sont rares et de faible intensité.

BIBLIOGRAPHIE

BERNHART, *Krankheiten der peripheren Nerven* (Nothnagel's *Handbuch der spez. Pathologie*, Wien, 1895).

ROTH, *Meralgia paræsthetica*, Berlin, Karger, 1895.

SABRAZÈS et CABANNES, *Méralgie paresthésique* (*Revue de médecine*, 1896).

BRISARD, *Meralgia paræsthetica*. Thèse de Paris, 1900.

H. SCHLESINGER, *Die Meralgia paræsthetica* (*Zentralblatt f. d. Grenzgebiete der Med. u. Chir.*, 1900).

NEISSER u. POLLACK, *Beitrag zur Kenntniss der Roth-Bernhardt'schen Meralgie* (*Mitteilungen aus den Grenzgebieten der Medizin u. Chirurgie*, Bd. X, H. 3 und 4).

6. — LA SCIATIQUE

Étiologie. — Les refroidissements et les traumatismes sont des causes fréquentes de sciatique ; il en est de même de la goutte, du diabète et des intoxications (alcool, plomb). Des stases veineuses dans le bassin, la compression directe du nerf par des tumeurs, par l'utérus augmenté de volume ou par l'intestin rempli de matières fécales dures, de plus certaines maladies infectieuses (gonorrhée, syphilis, fièvre typhoïde, influenza, etc.), peuvent provoquer une sciatique.

Remarques anatomiques. — Dans bien des cas, le nerf est fixé par des adhérences aux parties voisines; dans d'autres, il est comprimé par les organes qui l'entourent, modifiés dans leur structure. Dans la névralgie sciatique pure, le nerf ne présente pas de lésions inflammatoires.

Remarques cliniques. — On comprend sous le nom de sciatique une névralgie se manifestant dans le territoire du nerf sciatique et de ses branches. Les douleurs suivent d'habitude le trajet du nerf à partir de la région fessière jusqu'aux orteils; elles sont aggravées par la pression ou par des mouvements et sont surtout violentes lorsqu'elles surviennent par accès. Souvent on constate une scoliose de la colonne vertébrale lombaire à concavité située du côté sain. Le nerf est d'ordinaire sensible à la pression sur plusieurs points, dits de Valleix, notamment entre le trochanter et la tubérosité de l'ischion. Si la jambe étant en extension sur la cuisse, on fléchit la cuisse sur le bassin, on provoque de douleurs violentes. On note rarement des troubles de la sensibilité objective; pas de phénomènes paralytiques. On constate parfois un peu de refroidissement local sur certains points des téguments.

Diagnostic et diagnostic différentiel. — En tenant compte de tout ce que nous venons de dire ci-dessus il sera facile de poser le diagnostic. Si les troubles de sensibilité sont très prononcés et qu'il existe une amyotrophie dégénérative, on aura affaire à une névrite. Il faut se rappeler que dans beaucoup d'affections apparaissent des douleurs dans la sphère du nerf sciatique, sans qu'on puisse parler de sciatique vraie. Dans le lumbago, les points douloureux manquent. Dans les affections de la moelle, dans la spondylite tuberculeuse et carcinomateuse, on trouve encore d'autres symptômes de nature spinale (faiblesse des extrémités, modification des réflexes tendineux, troubles de la vessie et du rectum). Si les douleurs sont dues à des maladies des vaisseaux (artério-sclérose, endartérite oblitérante) on observe souvent la disparition du pouls dans les artères du pied. L'examen du rectum et du vagin permettra de reconnaître l'existence de néoplasmes avec envahissement du nerf sciatique. Dans l'arthrite de l'articulation de la hanche, la flexion de la cuisse est également douloureuse lorsque le genou est infléchi.

Indication des interventions opératoires. — Lorsque la sciatique n'est pas symptomatique, que la médication interne est restée infructueuse et que les douleurs sont intenses, il est indiqué de procéder à l'élongation non sanglante. Si cette dernière n'a pas été couronnée de succès, l'élongation sanglante est indiquée en dernier ressort. Si la sciatique s'est développée à la suite d'un traumatisme du nerf sciatique, l'intervention opératoire (élongation sanglante, neurolysis), doit être conseillée assez tôt; cependant il faut remarquer que le résultat laisse souvent à désirer. Dans un cas que j'ai pu observer, les premiers symptômes de l'amélioration ne se sont montrés que deux ans après l'élongation sanglante du nerf sciatique.

Contre-indications. — Les douleurs apparaissant dans le territoire du sciatique à la suite de néoplasmes inopérables du bassin ou de la colonne vertébrale ou à la suite de processus spinaux ne sont pas justiciables d'une intervention chirurgicale. Si la sciatique est due à une maladie de la nutrition l'intervention opératoire est aussi contre-indiquée.

Dangers de l'opération. — L'élongation non sanglante est un procédé assez anodin. A la suite de l'élongation sanglante on a parfois observé une paralysie motrice et sensitive passagère ou durable dans le territoire de la sciatique. J'ai vu un cas de paralysie qui persistait cinq ans encore après l'élongation sanglante.

BIBLIOGRAPHIE

Bernhardt, *Krankheiten der peripheren Nerven* (Nothnagel's *Handbuch der speziellen Pathologie*, Bd. XI, Wien).

Schede, *Chirurgie der peripheren Nerven* (*Handbuch der speziellen Therapie* von Penzold-Stintzing, 2. Auflage, Bd. V).

7. — TIC DOULOUREUX DE LA FACE

Étiologie. — Parmi les principales causes du tic douloureux du facial, il faut citer les affections dans le domaine du trijumeau (dents, cornée, conjonctive, etc.), l'irritation directe du facial par des altérations anatomiques (compression par une tumeur ou par un anévrysme); enfin les troubles psychiques de l'hystérie ou de la neurasthénie. Rarement le tic douloureux est dû aux blessures de la tête ou à des maladies organiques de l'encéphale.

Remarques cliniques. — Les convulsions sont plus souvent cloniques que toniques; elles restent parfois cantonnées à quelques muscles seulement; mais souvent elles atteignent toute une moitié de la face. Habituellement les spasmes apparaissent sous forme de paroxysmes et s'aggravent alors pendant que le malade mastique ou parle ou sous l'influence d'émotions ou du froid. Dans certains cas, surtout dans le blépharospasme, on trouve des points sensibles au niveau de l'émergence des branches du trijumeau, notamment du nerf sus-orbitaire ; une pression exercée à ces niveaux arrête souvent les convulsions d'une façon passagère. L'affection est généralement chronique; elle persiste, dure longtemps.

Indications des interventions chirurgicales. — Même dans les cas très rebelles, résistant à tout autre traitement, on ne doit tenter l'opération que lorsque le malade insiste, alors qu'on lui a expliqué que l'opération n'est que rarement couronnée de succès. Il n'y a donc pas d'indication absolue pour une intervention chirurgicale.

La cessation du tic par la compression digitale du nerf sus-orbitaire engagera à conseiller l'intervention. La résection du nerf sus-orbitaire (et non une simple section) a guéri plusieurs malades.

Lorsqu'il n'existe pas de semblables points douloureux et qu'on ne trouve aucune zone qui permette d'influencer les convulsions, si le malade demande avec insistance un soulagement au moins passager de ses douleurs même au prix d'une paralysie, on doit quand même tenter une élongation sanglante du facial; mais avec le retour de la fonction des muscles de la face les convulsions peuvent reparaître également.

Si l'élongation sanglante reste sans succès, on peut encore essayer l'application de pointes de feu sur la nuque. L'indication en est la même que pour les autres interventions opératoires pratiquées dans les cas de tic douloureux de la face.

BIBLIOGRAPHIE

Bernhardt, *Krankheiten der peripheren Nerven*, 2. Teil (Nothnagel's *Handbuch der spez. Pathologie*, Wien, 1898).

GOWERS, *Nervenkrankheiten*, 2. Teil (*Deutsche Uebersetzung* von Grube).

OPPENHEIM, *Lehrbuch der Nervenkrankheiten*, 3. Auflage.

BRISSAUD, *Leçons sur les maladies nerveuses.* Paris, 1895, t. I, p. 502.

SCHOTT, *Uber Facialisdehnung beim Facialiskrampf* (*Deutsche mediz. Wochenschrift*, 1891, n° 44).

8. — SPASMES DES MUSCLES DU COU

Étiologie. — On observe le plus fréquemment ces spasmes chez des individus ayant une tare névropathique. Le traumatisme, les intoxications, les affections organiques du cerveau et de la colonne vertébrale jouent un rôle étiologique plus effacé.

Remarques cliniques. — Les spasmes peuvent être cloniques ou toniques, unilatéraux ou bilatéraux. Parfois un seul muscle est atteint, mais le plus souvent tout un groupe musculaire, ou quelquefois presque tous les muscles du cou sont intéressés. Assez fréquemment il s'agit d'un spasme du sterno-cléido-mastoïdien et du trapèze. Les muscles les plus atteints s'hypertrophient parfois. Si le malade s'émotionne ou qu'on l'observe, les spasmes augmentent d'intensité. Pendant le repos et le sommeil, au contraire, les spasmes diminuent.

Diagnostic différentiel. — Dans la chorée, les secousses ont une étendue plus grande et les muscles intéressés sont plus nombreux; on peut en dire de même de la myoclonie; mais ici les secousses sont moins fortes. Pour ce qui est des convulsions toniques il faut surtout envisager le torticolis rhumatismal, mais dans cette affection les muscles du cou sont douloureux à la pression et il y a aussi des douleurs spontanées. Des maladies organiques de la colonne cervicale (tumeurs, spondylite) donnent souvent naissance à des crampes toniques des muscles du cou ; mais il y a des phénomènes concomitants qui permettent de reconnaître l'affection causale. Le torticolis congénital se présente avec des altérations de la colonne cervicale et avec du raccourcissement des muscles.

Indications des interventions opératoires. — Les interventions pour enrayer ou calmer l'affection sont seulement indiquées lorsque tous les autres procédés de traitement sont restés inefficaces, si le malade préfère une paralysie des muscles du cou à leur état spasmodique et enfin s'il réclame l'opération au risque de voir apparaître des spasmes dans d'autres muscles. La section, l'élongation et même la résection du nerf accessoire sont parfois insuffisantes. D'habitude la section de quelques tendons des muscles du cou est également infructueuse ; on a obtenu au contraire plus de succès d'après l'expérience actuelle par l'opération de Kocher et de Quervain, qui consiste en une section des tendons de presque tous les muscles de la nuque. Après cette intervention, c'est la résection des nerfs qui a le plus de chance de succès.

Contre-indications. — L'existence d'un processus pathologique du cerveau ou des vertèbres qui, selon toute probabilité, cause ou entretient l'affection et l'existence d'une névrose générale feront hésiter à recourir aux interventions opératoires pour enrayer les spasmes.

Risques de l'opération. — L'opération a pu être faite vainement, car immédiatement après les spasmes reparaissent comme auparavant ou surviennent dans des territoires voisins jusqu'alors restés indemnes. Quant aux phénomènes de paralysie consécutifs à la section des nerfs, ils sont le plus souvent de peu d'importance et n'incommodent pas le malade.

Suites de l'abstention chirurgicale. — Jusqu'à présent on ne connaît pas de suites fâcheuses dues à l'abstention de l'opération; au contraire, dans plusieurs cas, on a pu obtenir des guérisons par des méthodes non sanglantes, même après une longue durée de la maladie.

BIBLIOGRAPHIE

BERNHARDT, *Krankheiten der peripheren Nerven*, 2. Teil (Nothnagel's *Handbuch der spez. Pathologie*, Bd. XI, Wien).

RICHARDSON and WALTON, *The operative treatment of spasmodic torticollis* (*Americ. Journ. of the medical sciences*, 1895, January).

BRISSAUD, *Torticolis mental* (*Leçons sur les maladies nerveuses*, Paris, 1895, t. I, p. 504).
SMITH, *British med. Journ.*, 1891, 4 april.

MAL PERFORANT DU PIED

Étiologie. — La cause de cette lésion siège dans des altérations des nerfs périphériques ou du système nerveux central. Le plus souvent on l'observe au cours du tabès, de la syringomyélie, de la paralysie générale, du spina-bifida, des affections médullaires traumatiques, de la lèpre, des névrites périphériques (notamment dans le diabète et l'alcoolisme).

Remarques cliniques. — Le mal perforant du pied est un processus ulcératif de la plante du pied qui se caractérise par sa marche indolore et chronique, par sa tendance à gagner en profondeur, par sa résistance à tout traitement et enfin par sa disposition à récidiver (Borchard-Nasse). On trouve presque toujours des troubles de sensibilité étendus dans le voisinage de l'ulcération ou même sur tout le pied; on rencontre assez souvent aussi des lésions de « nature trophique » des os, des articulations, des muscles, de la peau ou des ongles du pied. Le plus fréquemment l'ulcération s'observe au-dessous des articulations métatarso-phalangiennes du gros et du petit orteil et sur le talon. Son développement est d'ordinaire précédé par la formation d'un épaississement de la peau au-dessous duquel la suppuration s'établit. L'ulcération ainsi formée est encore entourée d'un rebord de peau épaissie; elle est taillée à pic et gagne de plus en plus en profondeur, rongeant jusqu'à l'os qui lui aussi se nécrose. Elle montre peu de tendance à la guérison et la récidive est la règle. L'ulcération peut être le point de départ de suppurations étendues et de processus phlegmoneux.

Le **diagnostic** est facile à faire lorsqu'on considère les signes caractéristiques et la localisation du processus morbide. A cette affection n'appartiennent pas d'autres ulcérations auxquelles manque l'un ou l'autre des caractères sus-mentionnés, par exemple l'absence de douleurs.

Indications des interventions opératoires. — Ces dernières peuvent concerner l'ulcération directement ou elles peuvent indirectement influer sur la tendance à la guérison de l'ulcération. L'élongation sanglante du nerf plantaire interne remplit ce but. Assez souvent on combine les deux procédés. Une tentative opératoire est indiquée lorsque, malgré l'immobilisation du pied, la plaie ne se ferme pas; lorsque, faute de soins, il y a danger d'infection et de complications et lorsqu'enfin les récidives surviennent trop fréquemment. L'indication des interventions opératoires, d'après ce que nous venons de dire, se posera donc plus fréquemment chez les individus de la classe ouvrière, car chez eux un repos prolongé du pied n'est guère possible.

Suites de l'opération. — Chipault et ses élèves ont souvent obtenu la guérison après l'élongation du nerf (Chalais a pu réunir 15 cas dont 14 ont été guéris); moi aussi j'ai vu des résultats favorables après l'élongation des nerfs. Chez un de mes malades qui avait souffert de son mal perforant pendant des années, j'ai pu constater après l'opération la guérison qui persiste depuis deux ans et demi, bien que le malade marche beaucoup.

Les risques de l'opération sont minimes. — Les phénomènes de paralysie provoqués par l'élongation du nerf ne sont d'habitude que passagers. Dans un cas, il s'est montré des douleurs dans le domaine du nerf tibial postérieur et dans un autre cas une anesthésie du pied persistait pendant des mois. On a aussi rapporté une observation dans laquelle s'était produite la rupture du nerf.

Suites de l'abstention opératoire. — Ainsi que nous l'avons dit plus haut, le mal perforant peut se compliquer d'ulcérations étendues; on voit assez souvent de la septicémie et de la pyémie. Récemment j'ai observé un malade chez lequel, consécutivement à un mal perforant, était survenue en outre d'une inflammation phlegmoneuse autour de ce dernier, un gonflement de cinq grosses articulations.

BIBLIOGRAPHIE

BORCHARD-NASSE, *Handbuch der praktischen Chirurgie*, herausgegeben von Bruns, Bergmann u. Mikulicz, Bd. IV, 2. Teil, p. 647.

WINIWARTER, *Deutsche Chirurgie*.

H. SCHLESINGER, *Die Syringomyelie*, 2. Auflage, Wien, 1902.

v. BERGMANN, *Die Lepra (Deutsche Chirurgie)*.

v. RECKLINGHAUSEN, *Spina bifida* (*Virch. Arch.*, Bd. CV).

CHIPAULT et ses collaborateurs, *Travaux de Neurologie chirurgicale*, quatrième et cinquième série. Paris, 1899, 1902.

CHALAIS, *Traitement du mal perforant*. Thèse de Paris, 1897.

D. — Névroses

1. — LA MALADIE DE BASEDOW

Étiologie. — L'affection se développe souvent chez des sujets « nerveux ». Des émotions violentes, une frayeur précèdent assez fréquemment son développement. L'hérédité directe est rare ; les affections suivies d'épuisement du malade sont assez souvent en cause ; quelquefois la maladie de Basedow est consécutive à des intoxications chroniques.

Remarques cliniques. — La maladie de Basedow bien développée se caractérise par les symptômes cardinaux suivants : 1° l'exophtalmie ;

2° le goitre vasculaire; 3° la tachycardie. Outre l'exophtalmie on trouve encore d'autres symptômes oculaires dont les plus connus sont le signe de Graefe, la diminution du mouvement des paupières (signe de Stellwag), la faiblesse des muscles de convergence (symptôme de Moebius). Le goitre est souvent très mou, dépressible, pulsatile.

Au niveau du goitre on entend nettement des bruits vasculaires et on perçoit un frémissement. Les vaisseaux sont vulnérables. Régulièrement on trouve une forte pulsation sur toutes les artères du corps et il n'est pas rare d'entendre des bruits de souffle à leur niveau. Fréquemment on rencontre de petits tremblements des doigts, des états d'excitation ou de dépression, de la boulimie, des crises de diarrhée profuse et des sueurs abondantes. D'habitude la conductibilité galvanique de la peau est diminuée. On trouve souvent un amaigrissement considérable, précoce, rarement une forte pigmentation cutanée, ou des œdèmes tantôt fugaces, tantôt fixes (dans ce dernier cas ils sont d'origine cardiaque).

Le goitre n'est parfois qu'un goitre vasculaire partiel; lorsque le goitre est déjà développé depuis assez longtemps et que les symptômes de Basedow ne surviennent qu'après, on parle d'une maladie de Basedow secondaire. Si le goitre s'est développé en même temps que les autres phénomènes, on a affaire à une maladie de Basedow primitive.

Quelquefois on observe une progression de tous

les phénomènes : maladie de Basedow rapide à forme aiguë.

Si tous les symptômes cardinaux de l'affection ne sont pas présents, on parle de formes frustes.

Diagnostic différentiel. — Il y a des cas de goitre avec compression du sympathique qui sont très difficiles à distinguer de la maladie de Basedow. Cependant, ici, les signes d'un goitre vasculaire font défaut ; les symptômes d'ordre sympathique sont unilatéraux, et il existe des phénomènes de sténose du côté de la trachée et de l'œsophage. Chez les individus nerveux, il est parfois très difficile de savoir si on est en face soit d'un simple goitre ou d'une simple exophtalmie soit d'une forme fruste de maladie de Basedow.

Indications des interventions opératoires. — Les différents auteurs sont complètement en désaccord sur les indications des interventions chirurgicales dans la maladie de Basedow. Tandis que les uns, comme Lemke, Kocher, conseillent l'opération dans chaque cas, d'autres au contraire, comme Buschan, prêchent l'abstention complète. La grande majorité des auteurs cependant préconisent l'intervention opératoire sous certaines conditions.

Un goitre volumineux avec symptômes menaçant l'existence (compression de la trachée) constitue une indication formelle pour l'opération. Dans un cas semblable, j'ai été obligé de faire la trachéotomie séance tenante.

L'intervention opératoire est aussi indiquée dans des cas de maladie de Basedow aiguë, dans lesquels les symptômes progressent rapidement.

La grande majorité des auteurs sont d'avis : 1° qu'on ne devrait pas opérer avant d'être persuadé de l'inefficacité de la médication interne, car souvent une guérison spontanée est possible; 2° que l'opération doit être faite dans les cas graves tant que le malade présente un état général satisfaisant; les premiers symptômes d'une cachexie commençante doivent pousser à l'opération hâtive (Sorgo).

Des conditions extérieures contribueront aussi à légitimer l'opération ; l'impossibilité de se ménager, l'incapacité de travail, l'insistance du malade sont autant d'indications. Un goitre dur situé superficiellement nous incitera à opérer.

La **gravité** de la maladie se reconnaît d'après Sorgo : 1° à l'intensité de certains symptômes; ils peuvent à eux seuls justifier l'opération; une exophtalmie très saillante peut rendre nécessaire la résection du sympathique et des goitres très volumineux nécessiteront l'intervention alors même qu'il n'existe pas de phénomènes de sténose ; 2° la rapidité de la progression ; 3° l'existence de complications (cachexie, dégénérescence du myocarde, désordres du système nerveux, etc.), qui à elles seules sont susceptibles de mettre la vie du malade en danger.

L'opération rationnelle dans le goitre exophtalmique consiste, d'après Kocher, dans la combinaison de l'excision partielle du goitre et de la ligature des artères afférentes qui souvent est pratiquée en plusieurs temps. L'exothyréopexie ainsi que la résection du sympathique ne semblent pas donner d'aussi bons résultats.

Contre-indications. — Nous en avons déjà dit quelques mots en parlant des indications. Une cachexie trop prononcée est une contre-indication. De plus, il importe de faire ressortir, contrairement à ce que dit Kocher, que, étant donné le danger considérable de l'intervention opératoire dans la maladie de Basedow, toute opération est contre-indiquée jusqu'à ce qu'on ait épuisé toutes les ressources des traitements médicaux.

Dangers de l'opération. — Dans cette affection on voit souvent survenir pendant et après l'opération des accidents fâcheux et graves qui, d'un côté, dénotent une diminution de la résistance de l'organisme et, d'autre part, doivent être attribués à l'excitabilité morbide des centres nerveux. A plusieurs reprises, il y aurait eu mort subite; on a de plus rapporté des cas de collapsus, des phénomènes généraux inquiétants avec tachycardie et fièvre. Toujours est-il que l'anesthésie générale est plus dangereuse chez des malades atteints de maladie de Basedow que chez ceux qui souffrent d'un goitre ordinaire. C'est pour cette raison que Kocher conseille de pratiquer l'opération sans anesthésie générale. Le traitement à l'iode, au suc thyroïdien, institué préalablement, aggrave le pronostic ; il en est de même des hémorragies opératoires abondantes.

Succès de l'opération. — L'opération ou plutôt les opérations faites coup sur coup améliorent souvent ces symptômes, tellement qu'on est en droit de parler de guérison. Dans un quart des cas publiés, la tachycardie, et dans un même nombre de cas, l'exophtalmie, ont été amendés. En somme, dans 51,2 0/0 des cas, l'amélioration a été notée et, dans un quart des cas (27,9 0/0), la guérison est survenue ; 6,4 0/0 des cas ne furent pas améliorés, ou leur état fut même aggravé ; 13,9 0/0 des cas sont morts pendant ou immédiatement après l'opération (Sergo).

Les résultats de l'opération ne sont pas beaucoup plus mauvais dans la forme primitive que dans la forme secondaire de la maladie de Basedow.

Suites de l'abstention opératoire. — La maladie de Basedow est une affection essentiellement chronique qui n'aboutit à la mort que dans une faible proportion des cas, soit par cachexie, soit par d'autres déterminations pathologiques consécutives; elle peut, même dans les formes graves, guérir spontanément, mais dans beaucoup de cas elle rend les individus qui en sont atteints incapables de tout travail et les prive de la joie de vivre. Les formes aiguës — qui heureusement sont rares — présentent un caractère malin et se terminent par la mort plus souvent que les autres formes.

BIBLIOGRAPHIE

J. Sorgo, *Die operative Behandlung der Basedow'schen Krankheit* (*Zentralblatt für die Grenzgebiete der Medizin und Chirurgie*, 1898).

A. Kocher, *Uber Morbus Basedowii* (*Mitteilungen aus den Grenzgebieten der Medizin und Chirurgie*, Bd. IX, H. 1 u. 2).

Buschan, *Die Basedow'sche Krankheit*. Wien, 1894.

Moebius, *Die Basedow'sche Krankheit* (Nothnagel's *Handbuch der speziellen Pathologie und Therapie*. Wien).

Moebius, *Uber die Operation beim Morbus Basedowii* (*Münch. med. Wochenschrift*, 1899, nº 1).

2. — HYDARTHROSE INTERMITTENTE

GONFLEMENT INTERMITTENT DES ARTICULATIONS, HYDROPS HYPOSTROPHOS ARTICULORUM

Définition. — On comprend sous la désignation de gonflement intermittent des articulations l'apparition d'épanchements dans une ou plusieurs articulations survenant par intervalles réguliers ou irréguliers et disparaissant sans laisser de traces durables d'altérations anatomiques.

Étiologie. — L'affection se développe souvent chez des individus nerveux, à la suite d'un traumatisme insignifiant ou consécutivement à une infection ou à une intoxication. Le plus fréquemment on rencontre cette maladie à l'âge de dix à quarante ans.

Remarques cliniques. — Après des phénomènes prodromiques, une ou plusieurs articulations gonflent, le plus souvent sans qu'il survienne de la fièvre. L'épanchement persiste plusieurs jours, disparaît ensuite spontanément pour revenir (au bout d'un laps de temps bien défini) et pour disparaître de la même manière. D'ordinaire l'articulation du genou est atteinte isolément ou avec d'autres articulations (parmi 64 cas que j'ai pu compiler je n'ai trouvé que deux cas dans lesquels le genou n'était pas atteint). Les douleurs sont parfois intenses et peuvent s'irradier dans le voisinage. Le cœur reste indemne. On observe souvent des phénomènes nerveux concomitants; on trouve parfois aussi d'autres gonflements œdémateux circonscrits de la peau. Les accès montrent souvent dans leur apparition et leur disparition quelques relations avec le fonctionnement physiologique des organes génitaux. La maladie peut durer plusieurs années.

L'**intervention opératoire** ne doit être prise en considération que lorsqu'on a épuisé tous les moyens de la médication interne ; elle n'arrive donc qu'en dernier ressort. On a obtenu des résultats relativement bons par la ponction des articulations suivie d'une injection de liquide irritant.

Contre-indications. — Si la maladie ne dure que depuis peu de temps, que l'articulation atteinte ne reste pas la même (que le gonflement saute d'une articulation à l'autre) et qu'on n'ait pas encore essayé une médication interne (traitement arsenical, électrisation, etc.), il faut s'abstenir de toute intervention chirurgicale.

Résultats. — Le traitement opératoire a été suivi assez souvent d'insuccès, en ce sens que le processus pathologique lui-même n'a pas été du tout influencé et s'est manifesté dans une autre articulation. Dans un de mes cas la ponction du genou faite deux fois n'a eu aucun résultat ni sur le retour ni sur la gravité des accès.

Marche de la maladie sans opération. — La maladie peut durer plusieurs années; parfois les accès peuvent disparaître subitement ou au moins cesser pendant assez longtemps (notamment pendant la gravidité), ou bien le gonflement peut atteindre d'autres articulations.

BIBLIOGRAPHIE

H. Schlesinger, *Die intermittierenden Gelenksschwellungen* (Nothnagel's *Handbuch der spez. Pathologie und Therapie*, Bd. VII, 2. Teil. Wien, 1903).

MALADIES DES OS ET DES ARTICULATIONS

1. — LES ARTHROPATHIES NERVEUSES

Étiologie. — Ce groupe d'affections articulaires s'observe chez des sujets atteints de maladies nerveuses organiques, le plus souvent dans le tabès et dans la syringomyélie. Le traumatisme semble jouer un rôle étiologique considérable.

Remarques anatomiques. — Les constatations anatomiques ont montré l'identité de ces déterminations articulaires dans des maladies nerveuses cependant bien différentes, comme le tabès et la syringomyélie, au point que, pièces en main, on ne saurait les rapporter, sans être prévenu, à l'une de ces maladies plutôt qu'à l'autre. On peut distinguer deux formes d'altération articulaire, la forme atrophique et la forme hypertrophique. Dans la première les extrémités des articulations disparaissent petit à petit par l'usure due au frottement ; il peut en être de même d'une grande partie de la diaphyse des os atteints, si le malade continue à se servir sans précaution des membres intéressés ; ainsi dans un de mes cas, j'ai pu constater la résorption d'un quart de la longueur du fémur. La disparition du cartilage articulaire, l'usure de l'os, les épanchements qui se forment dans ces articulations, de plus le relâchement des ligaments articulaires produisent souvent une mobilité anormale très considérable des parties constitutives de l'articulation.

Dans la forme hypertrophique les extrémités articulaires sont tuméfiées. Le cartilage de recouvrement disparaît et il s'y substitue une néoformation exubérante de tissu conjonctif. La synoviale est souvent distendue, hérissée de villosités; dans la cavité articulaire, il y a souvent des corps étrangers, cartilagineux et osseux, détachés des parois. La capsule de l'articulation est très épaissie; dans le voisinage de la jointure malade, on rencontre souvent des exostoses et parfois même des muscles ossifiés; quelquefois la capsule présente des déchirures. Il existe aussi des combinaisons de la forme atrophique avec la forme hypertrophique.

Remarques cliniques. — Souvent l'arthropathie a un début brusque : un épanchement énorme se collecte dans l'articulation et s'accompagne d'une tuméfaction de toute l'extrémité. On ne constate pas de mouvements fébriles. Le liquide épanché peut persister ou être résorbé pour reparaître quelque temps après spontanément ou à la suite d'un traumatisme léger. Après chaque poussée d'hydarthrose les lésions articulaires semblent être plus accusées. D'après ce que nous avons dit plus haut, les altérations articulaires sont de nature atrophique ou hypertrophique. Dans le premier cas, les extrémités articulaires s'écartent l'une de l'autre et il en résulte une articulation ballante dans tous les sens; dans le second cas, l'articulation acquiert un aspect monstrueux. L'épaississement de la capsule, la prolifération conjonctive, la formation d'exostoses de voisinage, la production de villosités intra-articulaires, la distension de la capsule peuvent atteindre un degré formidable. Les fractures spontanées des os longs dans le voisinage des articulations atteintes sont fréquentes.

Toutes les altérations des articulations et tous les mouvements qu'on leur imprime sont absolument indolores.

Dans le tabès ces altérations se localisent principalement dans les articulations des membres inférieurs, genou et hanche ; dans la syringomyélie avec prédilection dans les jointures des membres supérieurs, épaule, coude, poignet. Dans le tabès, l'affection articulaire est souvent bilatérale ; dans la syringomyélie, elle ne l'est que rarement.

L'arthropathie est souvent un symptôme précoce et peut survenir en même temps que d'autres complications graves. Par suite de nécroses spontanées intéressant l'os jusque dans ses parties profondes on voit parfois se produire une ouverture des articulations suivie de leur suppuration ou encore une arthrite suppurée d'origine métastatique. Lorsque ces complications surviennent il y a souvent une forte fièvre avec frissons. Parfois il s'établit une fistule qui conduit dans l'articulation et par laquelle s'écoule un liquide séreux. Les malades supportent d'une façon surprenante ces suppurations articulaires ainsi que les processus phlegmoneux et septiques qui s'ensuivent.

Au point de vue du **diagnostic différentiel**, on n'a guère à penser qu'à l'arthrite déformante, mais cette dernière s'accompagne de douleurs vives.

Indications des interventions opératoires. — Puisque ces arthropathies se développent au cours d'une maladie nerveuse progressive et qu'elles peuvent souvent rétrocéder spontanément, la plupart des chirurgiens sont avec raison opposés à toute intervention opératoire, lorsqu'elles évoluent sans complication ; ils recommandent uniquement les procédés orthopédiques.

Parfois cependant l'intervention chirurgicale peut être indiquée, même quand l'affection articulaire n'est pas compliquée ; si l'épanchement est très abondant, qu'il persiste longtemps et que la sensation de tension devienne très pénible, la ponction de l'articulation avec pansement compressif consécutif doit être pratiquée.

Les douleurs ne nous obligent pas ici à procéder à des opérations importantes (résection, arthrodèse) ; mais d'autres circonstances peuvent justifier ces opérations : si, par exemple, l'arthropathie (notamment avec articulation mobile dans tous les sens) cause une incapacité absolue de travail, l'intervention opératoire est indiquée et de préférence on fera une résection lorsque c'est le membre supérieur qui est atteint. Une autre indication est fournie par l'impossibilité dans laquelle se trouve le patient de se mouvoir sans aide (dans les localisations aux membres inférieurs), et de même par l'impotence absolue du malade incapable de remuer, obligé de garder le lit.

L'indication à opérer est formelle lorsque l'articulation malade suppure et que le pus se fait jour au dehors à travers une fistule, de même lorsqu'il y a une nécrose osseuse sans que le séquestre ait pu s'éliminer. Dans ces cas, il faut procéder à l'ouverture de l'articulation chirurgicalement et le cas échéant, on pratiquera la résection ou même l'amputation de l'extrémité malade.

Contre-indications. — Si l'arthropathie est légère, n'est pas compliquée et ne date que de peu de temps, si elle n'a pas compromis complètement la fonction de l'extrémité malade, il ne faut pas se presser d'opérer. On n'opèrera pas non plus si les fonctions de l'extrémité malade sont par trop compromises, s'il y a de trop grandes complications et un état de dépérissement général (dégénérescence amyloïde). Des arthropathies graves et multiples nous feront hésiter devant une intervention chirurgicale.

Résultats et risques des opérations. — Dans les arthropathies non compliquées, après l'opération, le malade pourra être mieux à même de se servir de son extrémité qu'auparavant. C'est ainsi que j'ai constaté plusieurs fois, dans les arthropathies syringomyéliques de l'épaule, que la résection de la tête de l'humérus était suivie d'un résultat fonctionnel relativement bon. Également chez des tabétiques, avec arthropathies graves du genou, j'ai constaté une amélioration de la faculté de marcher après résection de l'articulation. En intervenant, on n'a pas la prétention de guérir le processus pathologique articulaire ; on en corrige les effets.

Si on s'en tient aux indications sus-mentionnées on n'a pas à craindre de grands risques. Si l'articulation suppure ou qu'il y ait seulement menace de suppuration, l'intervention opératoire sauvera souvent la vie du malade.

Suites de l'abstention opératoire. — Si l'arthropathie est compliquée le malade non opéré peut mourir de septicémie ou de pyémie et, dans les formes chroniques de l'affection, de dégénérescence amyloïde des organes internes.

BIBLIOGRAPHIE

SOKOLOFF, *Erkrankung der Gelenke bei Syringomyelie* (*Deutsche Zeitschrift für Chirurgie*, Bd. XXXIV und Bd. CI).

H. SCHLESINGER, *Die Syringomyelie*, 2. Auflage, Wien, 1902.

GNESDA, *Lehre vom spinalen Oedem* (*Mitteilung. aus den Grenzgebieten der Medizin und Chirurgie*, Bd. IV).

BÜDINGER, *Ueber tabische Gelenkerkrankungen*, Wien, 1896.

CHIPAULT, *les Arthropathies trophiques* (*Nouv. Iconographie de la Salpêtrière*, 1894).

KLEMM, *Ueber Arthritis deformans bei Tabes und Syringomyelie* (*Deutsche Zeitschrift für Chirurgie*, Bd. XXXIX).

2. — ARTHRITE DÉFORMANTE

Étiologie. — L'âge, le traumatisme, l'hérédité, des anomalies de la nutrition semblent jouer un rôle assez important.

Remarques anatomo-pathologiques. — L'affection aboutit d'une part à la raréfaction progressive du cartilage articulaire et à l'usure de l'os ; d'autre part, à des processus de prolifération cartilagineuse et osseuse, à l'épaississement de la capsule et, au moins passagèrement, à des épanchements assez abondants dans l'articulation. Les luxations ou subluxations sont fréquentes par suite du relâchement de l'appareil ligamenteux et sont favorisées par les altérations importantes que subissent les parties constitutives de l'articulation et qui peuvent modifier cette dernière profondément. On trouve assez souvent dans l'intérieur de l'articulation des villosités pédiculées qui parfois se détachent et simulent des corps étrangers articulaires. L'arthrite déformante peut atteindre une ou plusieurs articulations.

Symptômes. — Dès le début des douleurs apparaissent, provoquées surtout par les mouvements, et s'exacerbant par accès. Si le malade remue la jointure intéressée, on perçoit un bruit de frottement et de craquement intra-articulaire ; la mobilité de l'articulation est réduite d'une façon précoce ; avec les progrès de la maladie, on note du gonflement articulaire avec tantôt sensation de mollesse, tantôt de consistance dure à la palpation. La position des os se modifie ; la radiographie permet assez tôt de découvrir ces modifications. Plus tard, quand la maladie progresse, le gonflement augmente, les rapports réciproques des extrémités articulaires deviennent plus anormaux, les troubles de mobilité s'aggravent; souvent il se produit un épanchement considérable dans l'articulation. La peau devient lisse et luisante, mais les os au voisinage de l'articulation restent normaux.

Pour ce qui est du **diagnostic**, on se laissera guider par les caractères cliniques de l'affection. L'absence de douleur serait en faveur d'arthropathie nerveuse. Les processus rhumatismaux chroniques n'occasionnant pas de déviations latérales des articulations. L'arthrite blennorrhagique provoque une ankylose précoce. La tuberculose articulaire s'accompagne d'un gonflement en fuseau avec empâtement.

Indications des interventions chirurgicales. — Malgré la fréquence de l'affection elle ne donne pas souvent lieu à des interventions chirurgicales; ces dernières consistent en des injections de liquides irritants dans l'articulation, dans l'ablation opératoire des proliférations villeuses et des corps articulaires libres, et dans la résection de l'articulation malade.

La résection ne doit être pratiquée que lorsque le processus reste cantonné à une articulation (le plus souvent l'arthrite déformante est mono-articulaire, si elle est d'origine traumatique). L'intervention est indiquée dans ce cas si les douleurs sont insupportables, s'il y a des attitudes vicieuses de l'extrémité atteinte, si les fonctions de l'articulation paraissent abolies et gênent le travail, surtout chez un sujet jeune.

L'ablation des proliférations villeuses et des corps articulaires libres est indiquée lorsque la fonction est fortement compromise et qu'une seule articulation est atteinte.

La ponction et le lavage de l'articulation sont indiqués quand l'épanchement est abondant et rebelle à tout autre traitement.

Contre-indications. — L'opération est contre-indiquée lorsqu'il s'agit d'un individu d'un certain âge, que les déterminations articulaires sont multiples et qu'il existe des complications graves (par exemple le diabète). Quand l'épanchement est de date récente il ne faut pas ponctionner, car le liquide se résorbe souvent spontanément.

Résultat des opérations. — Par la résection on réussit presque toujours à enrayer les douleurs; mais, quant à la fonction, son rétablissement complet n'a souvent pas été obtenu ; il y a eu seulement amélioration.

Des injections et des lavages intra-articulaires améliorent souvent l'état de l'articulation ; l'ablation des villosités et des corps articulaires libres remédie fréquemment aux troubles fonctionnels.

Les **dangers des interventions opératoires** ne sont pas très grands dans l'état actuel de la chirurgie, surtout si on tient compte des indications énumérées plus haut. Une prompte guérison opératoire dans les interventions peu importantes est la règle.

BIBLIOGRAPHIE

PRIBRAM, *Osteoarthritis deformans* (Nothnagel's *Handbuch der speziellen Pathologie*, Bd. VII, 3. Teil).

SCHUCHARDT, *Krankheiten der Knochen und Gelenke.* Stuttart, 1899 (*Deutsche Chirurgie*).

SCHÜLLER, *Polyarthritis villosa, etc.* (*Berliner klinische Wochenschrift*, 1900, n° 5-7).

W. MÜLLER, *Operative Behandlung der Arthritis deformans* (*Langenbeck's Archiv*, Bd. XLVII).

3. — OSTÉOMALACIE

Étiologie. — Des grossesse fréquentes et rapprochées, des accouchements laborieux avec suites de couches graves, un allaitement trop prolongé, la mauvaise nourriture, un logement humide prédisposent à l'ostéomalacie.

Remarques anatomo-pathologiques. — L'ostéomalacie rend l'os mou, fragile, facile à couper. Elle doit être considérée « comme une ostéite chronique avec décalcification des os s'opérant de dedans en dehors avec apposition simultanée par places, dans les parties épaissies, de tissu osseux de néoformation ». On trouve le plus souvent plusieurs os fracturés, des fractures mal consolidées et une déformation particulière du bassin caractérisée par la saillie en forme de bec de la symphyse.

Symptômes. — La maladie débute d'ordinaire par des douleurs dans la région du bassin et par une diminution de la motilité. L'abduction rapide des cuisses est impossible (contracture des adducteurs). On trouve régulièrement, de bonne heure, une sensibilité à la pression des côtes, du sternum, des os longs et aussi du bassin quand on le comprime latéralement. Les crêtes des os iliaques font ressort quand on les soumet à une compression rapide latérale. Les malades se rapetissent (les jupes deviennent sur le devant trop longues) ; la marche est maladroite, traînante et dégingandée ; le plus souvent la malade se sert d'une canne ou s'appuie sur une autre personne lorsqu'elle marche. Les os commencent par s'incurver petit à petit ; il en résulte une forme particulière du bassin (symphyse en forme de bec) ; les côtes se rapprochent considérablement de la crête iliaque ; il se produit une grande difformité du thorax. Les fractures spontanées sont fréquentes. On note une exagération des réflexes rotuliens. Plus tard se développent des contractures dans une grande partie des muscles du corps. La peau et les muscles se rapetissent. Il survient de la dyspnée et, ultérieurement, les malades deviennent cachectiques.

La maladie s'observe le plus souvent pendant la grossesse. Si l'accouchement et les couches se passent normalement, la maladie s'améliore, mais une grossesse nouvelle a sur elle une influence fâcheuse, de telle sorte que les symptômes de l'ostéomalacie s'aggravent avec des accouchements répétés.

Diagnostic. — La sensibilité précoce des os à la pression, la contracture des adducteurs, la démarche dandinante, le raccourcissement du corps rendent le diagnostic certain. On pourrait confondre cette maladie avec les affections spinales, si on ne tenait pas compte des symptômes caractéristiques. Le myélome multiple et certaines formes de pseudo-leucémie offrent quelques similitudes avec l'ostéomalacie. L'existence d'albumose dans l'urine, la tuméfaction des ganglions et de la rate, la radiographie des tumeurs osseuses, l'existence de phénomènes de compression de la moelle parlent en faveur de l'idée de myélome multiple et trancheront la question du diagnostic. Dans l'hystérie, on ne rencontre pas des déformations osseuses.

Indications des interventions chirurgicales. — Fehling a apporté des preuves tendant à démontrer que la castration peut guérir l'ostéomalacie. Mais puisque la médication interne par le phosphore a aussi à son actif de nombreuses guérisons, on a formulé pour l'opération les indications suivantes (Latzko) : En dehors de la grossesse, la castration est indiquée lorsque le traitement interne par le phosphore, institué autant que possible pendant six mois, ou même plus, est resté inefficace.

Chez la femme enceinte il faut tenir compte de l'enfant, mais seulement dans le cas où le traitement prescrit a au moins arrêté la progression des symptômes. Comme l'aggravation de la maladie a lieu d'ordinaire au milieu de la grossesse on provoquera l'accouchement prématuré.

Si malgré la médication interne la maladie s'accentue et si on a affaire à un bassin étroit, on ne provoquera en général que l'avortement, car si la guérison s'opère grâce au traitement médical, la femme pourra très bien, à la grossesse suivante, mettre au monde un enfant vivant.

Si les grossesses ou les avortements se renouvellent très souvent, l'opération césarienne suivant le procédé de Porro et, le cas échéant, l'opération radicale par le vagin doivent être exécutées.

Dans les cas de rétrécissement considérable du bassin rendant l'avortement impossible l'opération de Porro avec ou sans castration est indiquée.

Contre-indications. — Tant qu'on n'a pas fait prendre à la malade du phosphore pendant des mois et qu'on n'a pas épuisé toutes les autres méthodes de traitement interne, on doit s'abstenir de toute intervention opératoire. De même, si l'ostéomalacie s'observe chez des vierges et chez des femmes âgées, les interventions opératoires doivent être évitées, car elles n'auront aucune chance de succès.

Les ostéomalacies qu'on rencontre parfois dans les affections des centres nerveux (tabès, syringomyélie) ne sont pas non plus justiciables d'un traitement opératoire. Des complications internes graves, notamment la tuberculose (Winkel), constituent également une contre-indication.

Dangers de l'opération. — Quelle que soit la méthode opératoire choisie, ses dangers sont toujours assez grands. Sur 69 cas d'ostéomalacie, publiés jusqu'en 1898, qui avaient subi l'opération de Porro, on a observé 9 cas de mort. L'issue fatale est survenue par faiblesse du cœur, bronchite, bronchopneumonie, septicémie.

Résultats des opérations. — Dans beaucoup de cas on obtient une guérison durable de l'ostéomalacie par la castration ; dans une autre série de cas qui, il faut bien le dire, forme la minorité, la maladie progresse malgré la castration. Plusieurs fois on croyait déjà pouvoir compter sur une guérison lorsque, après un laps de temps plus ou moins long, même après plusieurs années, on a vu la maladie récidiver (ce sont les cas de Fehling, Truzzi, Schauta, Chrobak, etc.). J'ai vu une malade chez laquelle, malgré la castration, l'affection progressait et atteignait même les os du crâne; dans un autre de mes cas, la guérison survint. Les douleurs diminuent déjà au bout de quelques jours, après l'opération; elles disparaissent d'ordinaire plus tard complètement. D'abord ce sont les douleurs des os du tronc qui s'amendent et ensuite celles des os longs. Bien entendu la guérison de l'affection ne modifie pas les déformations des os déjà existantes.

Suites de l'abstention opératoire. — L'ostéomalacie non traitée se termine par la mort dans la grande majorité des cas (80 0/0). Les modes de traitement non opératoires (notamment la médication phosphorée), ont donné des résultats qui ne le cèdent en rien à ceux obtenus par les interventions opératoires. Le traitement par le phosphore calme les douleurs assez vite; les os se consolident après plusieurs mois de ce traitement, et finalement les extrémités deviennent aptes au travail.

L'expérience que j'ai acquise d'après un assez grand nombre de cas me porte à partager entièrement l'opinion de Latzko, qui dit que le traitement par le phosphore donne dans l'ostéomalacie des résultats excessivement favorables. La thérapeutique phosphorée ne m'a jamais laissé en défaut dans l'ostéomalacie survenue chez des femmes enceintes ou chez des vierges; il n'en a pas été de même dans l'ostéomalacie sénile. Je dois donc aussi mettre en garde ceux qui voudraient pratiquer l'opération précoce dans cette affection, car un traitement médical rationnel peut produire sans danger[1] les mêmes effets que l'intervention chirurgicale.

BIBLIOGRAPHIE

v. WINKEL, *Osteomalacie* [*Handbuch der Therapie innerer Krankheiten* (Penzold-Stintzing), 2. Auflage, Jena].

LATZKO, *Beiträge zur Diagnose und Therapie der Osteomalacie* (*Monatsschrift für Geburtshilfe und Gynäkologie*, 1897).

LAUFER, *Osteomalacie des Weibes* (*Zentralblatt für die Grenzgebiete d. Med. u. Chir.*, 1900).

VIERORDT, *Osteomalacie* (Nothnagel's *Handbuch der speziellen Pathologie*, Wien).

SCHUCHARDT, *Krankheiten der Knochen und Gelenke*, Stuttgart, 1899 (*Deutsche Chirurgie*).

1. Dans un de mes cas, la mort est survenue par suite d'une intoxication subaiguë par le phosphore : la malade avait de beaucoup dépassé la dose prescrite.

MALADIES DE L'APPAREIL RESPIRATOIRE

A. — Maladies du larynx

I. — STÉNOSES DU LARYNX

Étiologie. — Les sténoses du larynx peuvent être provoquées par les causes les plus diverses. En outre des sténoses dues aux membranes diphtériques et de celles qui sont occasionnées par des maladies nerveuses il faut mentionner les sténoses produites par l'œdème du larynx, par la syphilis, le rhinosclérome, la tuberculose, les néoplasmes et les cicatrices, enfin celles qui sont la conséquence d'une périchondrite laryngée. Les données étiologiques des affections que nous venons d'énumérer sont aussi celles de la sténose laryngée qui n'en est qu'un symptôme.

Remarques cliniques. — Les rétrécissements du larynx se présentent à l'état aigu, subaigu ou chronique. Suivant la rapidité plus ou moins grande du développement de la sténose, quelques-uns de ses symptômes domineront plus ou moins la scène. Si la sténose apparaît brusquement la dyspnée et l'angoisse sont très prononcées. Le malade met à contribution les muscles auxiliaires ; le larynx descend plus bas à l'inspiration ; la respiration est fortement stertoreuse à l'inspiration, parfois aussi à l'expiration. L'examen laryngoscopique nous renseignera exactement sur le siège et souvent aussi sur la cause de la sténose.

Si la sténose se développe lentement la dyspnée peut être peu prononcée et n'être perceptible que lorsque le malade fait des efforts. Mais lorsque la partie rétrécie du larynx s'obstrue du fait, par exemple, de la présence de mucosités ou de croûtes des accès de suffocation des plus violents peuvent éclater brusquement.

Remarques sur le diagnostic différentiel. — Des sténoses situées dans la partie supérieure de la trachée, plus rarement des sténoses du pharynx, peuvent simuler des sténoses du larynx; mais l'examen laryngé nous indiquera le siège des rétrécissements. Dans les sténoses du larynx, la voix est souvent enrouée.

Indications des interventions opératoires non endolaryngées. — L'intervention opératoire avec ouverture de la trachée ou du larynx dans les sténoses laryngées est nécessaire : 1° pour sauver immédiatement la vie du malade en proie à une dyspnée intense, aussi bien dans les sténoses aiguës que chroniques; 2° dans les sténoses laryngées cicatricielles où la trachéotomie a pour but de permettre la dilatation systématique de la sténose avec des chevilles en étain ou avec des tubes en caoutchouc durci; 3° dans les tumeurs pour enlever les néoplasmes par cette voie.

Dans les cas du premier groupe, il n'y a pas de **contre-indications.** Quant à la dilatation systématique très pénible du larynx, le mauvais état du malade la contre-indiquera. La suppuration putride des néoplasmes du larynx forme aussi une contre-indication à la trachéotomie, à moins que cette dernière ne soit urgente, le malade étant en danger de mort.

Succès de l'opération. — La trachéotomie sauve souvent la vie du malade. Si elle est faite pour permettre de pratiquer la dilatation systématique de la sténose elle est fréquemment couronnée d'un plein succès en rendant la sténose perméable. D'après l'étendue en surface et en profondeur des tumeurs laryngées ou trachéales, on jugera de la possibilité de leur ablation grâce à une simple trachéotomie, ou bien on verra s'il faut procéder à une intervention plus importante.

Les **dangers de la trachéotomie** sont minimes si l'opération est bien faite; mais, assez souvent, il se produit, à la suite de la trachéotomie, notamment dans les processus suppuratifs du larynx (néoplasme ou périchondrite), des îlots plus ou moins étendus de pneumonie ou de gangrène dans l'appareil pulmonaire.

BIBLIOGRAPHIE

v. Schrötter, *Kehlkopfkrankheiten*. Wien, 1892.

Störk, *Krankheiten des Kehlkopfes* (Nothnagel's *Handbuch der speziellen Pathologie*, Bd. XIII).

Strübing, *Krankheiten des Kehlkopfes* (*Handbuch der praktischen Medizin* von Ebstein-Schwalbe). Stuttgart, 1899.

Heymann, *Handbuch der Kehlkopfkrankheiten*.

2. — LES TROUBLES NERVEUX DES MUSCLES DU LARYNX

Étiologie. — Les paralysies bilatérales des abducteurs peuvent être d'origine centrale ou périphérique. Le plus souvent elles sont dues au tabès. Dans tous les autres processus pathologiques des centres nerveux avec participation bulbaire (syringobulbie, atrophie musculaire progressive), cette forme de paralysie ne se rencontre qu'exceptionnellement; de même, dans les maladies des nerfs périphériques (polynévrite saturnine), on l'observe rarement.

Remarques cliniques. — Un groupe limité de troubles de la motilité du larynx d'origine nerveuse intéresse le chirurgien. Ce sont les paralysies laryngées bilatérales. Dans ce groupe, les paralysies bilatérales pures du récurrent n'ont présenté jusqu'à présent aucune importance pour les chirurgiens, car, fait surprenant, elles ne provoquent que peu de troubles de la respiration et de la déglutition (dans deux de mes cas, la glotte présentait une largeur moyenne; à la respiration profonde, on constatait un bruit de stridor léger, et le malade ne s'enrouait que par moments).

Mais la paralysie bilatérale des dilatateurs de la glotte (« paralysie bilatérale du crico-aryténoïdien postérieur ») peut avoir une importance chirurgicale. Dans cette paralysie, la glotte est réduite à une fente étroite ; à l'inspiration les cordes vocales s'approchent l'une de l'autre. Ce rétrécissement inspiratoire de la glotte provoque de la dyspnée ; pendant l'expiration les cordes vocales s'éloignent l'une de l'autre. L'inspiration est fortement striduleuse, mais la voix n'est nullement influencée et peut être tout à fait claire et distincte dans les paralysies pures des abducteurs.

Souvent la paralysie bilatérale des abducteurs est bien supportée et la dyspnée peu prononcée malgré la forte sténose.

Diagnostic. — L'affection est facilement reconnue si l'on tient compte du contraste qui existe entre l'état de la respiration (sténose inspiratoire) et l'état de la voix. L'examen laryngoscopique corrobore le diagnostic.

Indications des interventions opératoires. — La seule intervention chirurgicale rationnelle qui, d'après ce que l'on sait actuellement, doive être prise en considération, est la trachéotomie. Cette intervention peut être indiquée : 1° comme dernière ressource dans la suffocation menaçante due à des accès répétés ou à un gonflement des cordes augmentant la sténose du larynx ; 2° comme opération prophylactique. La trachéotomie prophylactique doit surtout être faite lorsque le malade n'est pas soumis à une observation constante ou qu'il vit dans des conditions telles qu'on ne puisse garantir la possibilité d'une opération immédiate, au cas où un accès de suffocation mettrait ses jours en danger.

Contre-indications. — Si la dyspnée n'est pas trop intense et qu'il soit possible, comme à l'hôpital, d'intervenir immédiatement s'il se produit une aggravation, on n'a pas besoin de se presser.

Suites de l'opération. — L'intervention n'a aucune influence sur la marche de la maladie ni de l'affection laryngée ; elle obvie simplement aux suffocations.

Le malade est le plus souvent obligé de porter la canule pendant toute sa vie, car la maladie causale est d'ordinaire incurable.

Suites de l'abstention opératoire. — Si la paralysie progresse petit à petit et que les contractures secondaires ne se développent que lentement, les malades peuvent supporter relativement bien une sténose même très prononcée de la glotte. C'est ainsi qu'un de mes malades, quand il était assis ou même quand il marchait lentement, n'avait pas la moindre sensation subjective de dyspnée, bien que, dans ses nuits calmes, on entendit son inspiration stridente dans la cour assez éloignée de sa chambre et qu'on fût obligé, en raison de ce stertor, de ne plus le laisser dormir dans la salle commune.

D'après mon expérience la trachéotomie est assez rarement nécessaire dans la paralysie double des abducteurs, pourvu que les malades restent en observation permanente et qu'ils évitent de grands efforts.

BIBLIOGRAPHIE

Semon, *Nervenkrankheiten des Kehlkopfes* (*Handbuch der Laryngologie* von Heymann, Bd. I).

Gottstein, *Krankheiten des Kehlkopfes*, 4. Auflage, 1893.

Schech, *Die Krankheiten des Kehlkopfes*. Wien, 1897.

3. — DIPHTÉRIE

Étiologie. — Ce sont d'ordinaire les amygdales, plus rarement la muqueuse des fosses nasales, du pharynx et du larynx qui servent de porte d'entrée au bacille de la diphtérie. Presque toujours il s'agit d'une infection mixte, notamment d'une combinaison avec des streptocoques.

Remarques anatomiques. — On trouve dans cette affection sur la muqueuse atteinte une inflammation avec formation de membranes blanchâtres très adhérentes et se terminant par la nécrose des tissus. Cette nécrose va souvent très loin en profondeur et occasionne alors des destructions étendues. Lorsqu'il y a peu d'adhérences entre la membrane et le tissu sous-jacent (ce qui arrive habituellement dans le croup), les pseudo-membranes flottantes font saillie dans l'intérieur de la cavité bucco-pharyngée ou dans le larynx. Les ganglions voisins sont d'ordinaire tuméfiés. Le cœur présente souvent (dans 20 0/0 des cas) une dégénérescence du myocarde.

La distinction qu'on a faite autrefois entre la diphtérie et le croup comme processus morbides différentiels n'est plus de mise aujourd'hui : leur unité étiologique résulte des examens bactériologiques.

Remarques cliniques. — Dans les formes légères, la fièvre est habituellement peu marquée; une membrane apparaît sur les amygdales qui sont d'un rouge foncé, ainsi que sur la luette et sur le voile du palais, membrane d'abord limitée à certains points, mais qui bientôt s'étend sur la paroi postérieure du pharynx, sur la muqueuse nasale et laryngée. Lorsque les fosses nasales participent à l'affection, le nez se tuméfie, il s'en écoule une sécrétion sanguinolente, il y a gène dans la respiration nasale. Souvent on voit aussi à travers les narines des enduits blanchâtres ou gris sale. Le larynx participe très souvent à la diphtérie « maligne » (Heubner).

Les formes graves, malignes ou septiques se développent très vite, avec des phénomènes généraux de mauvais augure. Le gonflement des ganglions du cou est de bonne heure très prononcé et douloureux. Les parties atteintes par la diphtérie subissent déjà au bout d'un à trois jours une destruction gangréneuse ou purulente, et on voit apparaître à la place des membranes des ulcérations étendues, saignant facilement et répandant une odeur putride. La fièvre est très forte ou bien la température du corps descend au-dessous de la température normale. Le pouls faiblit vite. Le malade est abattu, somnolent, présente des phénomènes paralytiques et du délire, ce qui dénote une intoxication profonde; finalement, dans beaucoup de cas, la cyanose augmente, des altérations rénales graves se développent et la mort survient.

Si le larynx est envahi, la voie est enrouée et une toux aboyante se fait entendre. Le plus souvent on constate l'inspiration striduleuse, la toux croupale, déjà depuis le deuxième ou le troisième jour. A l'examen laryngoscopique, on voit des pseudo-membranes sur les cordes vocales. Cependant, même dans la diphtérie vraie de la cavité buccale, la muqueuse du larynx et de la trachée peut ne présenter qu'un gonflement catarrhal. La dyspnée devient de plus en plus pénible, tandis que s'accentue l'obstruction de la glotte. Par moments il peut y avoir des rémissions de courte durée, lorsque le malade expulse des pseudo-membranes. Si l'on ne fait rien, le malade meurt, le plus souvent entre le quatrième et le septième jour de l'affection laryngée avec des symptômes d'asphyxie. Parfois la diphtérie descend dans les bronches sans que se modifient pour cela les symptômes de diphtérie laryngée.

Lorsque la forme grave se termine par la guérison la convalescence dure souvent plusieurs semaines.

Diagnostic et diagnostic différentiel. — L'examen bactériologique et le fait que la paroi postérieure du pharynx est également atteinte permettent de distinguer l'angine diphtérique de l'angine folliculaire. Dans le cas de diphtérie du larynx sans participation pharyngée, il faudra penser au faux croup. Mais dans ce dernier les accès ne surviennent que pendant la nuit, laissant la respiration libre pendant le jour ; puis les accès sont de courte durée, et les pseudo-membranes du larynx n'existent pas (examen laryngoscopique). L'aspiration de corps étrangers a, dans plusieurs cas, donné le change et fait penser à tort à la diphtérie.

Indications des interventions opératoires dans les sténoses laryngées diphtéritiques. — Depuis longtemps différents auteurs ont établi des indications pour l'intervention opératoire. Les uns sont pour l'opération hâtive, les autres pour l'opération tardive. Baginsky conseille d'intervenir lorsqu'il y a inspiration prolongée et une expiration bruyante associées à du tirage thoracique, lorsque des accès de suffocation, même de faible intensité, sont combinés avec des sensations d'angoisse et d'agitation. Jamais il ne faut attendre l'apparition des symptômes d'asphyxie, cyanose ou pâleur de la peau, refroidissement des extrémités, diminution de la sensibilité cutanée (Baginsky). La plupart des auteurs conseillent d'opérer hâtivement.

Les interventions sont de deux sortes : intubation, trachéotomie.

Il faut établir comme règle que, dans la sténose manifeste des voies aériennes, il faut d'abord pratiquer l'intubation comme premier procédé. Lorsque après trachéotomie, l'enlèvement d'une canule trachéale présente des difficultés, l'intubation secondaire est indiquée.

Si l'intubation ne peut pas être faite pour une raison ou pour une autre il faut d'emblée pratiquer la trachéotomie, et l'indication de cette opération persiste alors, dès que l'on a constaté le premier symptôme menaçant, jusqu'à la mort. Si l'intubation n'a pas fait disparaître la suffocation, la trachéotomie secondaire est indiquée. De même cette dernière est nécessaire lorsque le malade rejette continuellement le tube, lorsqu'il y a pneumonie, lorsqu'on est aux prises avec des difficultés permanentes de l'alimentation, lorsqu'un danger d'étouffement surgit par suite de l'obstruction du tube, et enfin quand le fil du tube est cassé et que l'ablation de ce dernier ne réussit pas par pression externe (Hofmeister).

En résumé la trachéotomie doit être faite d'emblée lorsqu'on observe les symptômes suivants : asphyxie et faiblesse du cœur prononcées, œdème dur et considérable de l'entrée du larynx, abcès rétropharyngien. De plus la trachéotomie doit être pratiquée d'emblée si l'enfant n'est pas à l'hôpital et qu'on ne puisse pas compter sur un secours médical immédiat.

L'indication de la trachéotomie dans les cas où la maladie envahit la trachée est purement théorique, car le diagnostic ne peut être posé qu'exceptionnellement avant l'ouverture de la trachée.

Avantages de l'intubation sur la trachéotomie. — Elle constitue une intervention relativement insignifiante, et le plus souvent son exécution est facile et rapide. Pour la faire, on n'a pas besoin d'être exercé et on peut se passer de l'anesthésie générale ; il n'y a pas de danger d'hémorrhagie, laquelle est à craindre pendant et après la trachéotomie ; on évite la plaie extérieure et partant l'infection (Ganghofner). En faveur d'elle parle aussi la durée plus courte du traitement et le fait que les parents donneront plus facilement leur consentement à l'intubation qu'à la trachéotomie.

Contre-indications. — Elles ont déjà été mentionnées plus haut. Une sécrétion abondante de mucosités visqueuses parle contre l'intubation et pour la trachéotomie.

Danger des interventions. — L'intubation exige un médecin expérimenté, car l'introduction maladroite du tube peut occasionner des lésions graves du larynx. De plus il y a danger que le long séjour du tube produise des plaies dans le larynx avec sténose cicatricielle consécutive ; l'alimentation est gênée, et la désintubation peut occasionner des suffocations graves. Enfin, par l'intubation, il est possible de refouler des membranes dans la trachée et de provoquer ainsi des accès d'étouffement. Dans un accès de toux, le tube étant rejeté au dehors, il peut en résulter des accès de suffocation.

En pratiquant la trachéotomie profonde des hémorrhagies graves peuvent survenir pendant l'opération ou aussi ultérieurement par suite de l'usure de la muqueuse trachéale par la canule. Consécutivement à la trachéotomie il faut compter parfois avec l'érysipèle, des phlegmons profonds et des ulcérations diphtéritiques de la plaie. Des paralysies de la déglutition apparaissent en même temps et peuvent favoriser la production d'une pneumonie.

Suites des interventions. — Intubation ou trachéotomie faites d'emblée sauvent souvent les malades, surtout s'ils ont été traités par le sérum ; ces opérations leur permettent d'attendre que le sérum ait produit son effet. L'intubation secondaire comme moyen auxiliaire dans le décanulement « est souvent suivie d'un plein succès ». La trachéotomie secondaire, faite lorsque l'intubation a été employée sans succès, n'évite pas d'ordinaire l'issue fatale, car dans ces cas il s'agit le plus souvent de processus diphtéritiques descendants.

Le **pronostic de la trachéotomie** dépend beaucoup du caractère de l'épidémie. Si l'opération a été faite le malade étant en pleine asphyxie, le pronostic est ordinairement mauvais; il en est de même chez des enfants opérés au-dessous de deux ans.

Pour ce qui est de la *marche* de la maladie chez des enfants non opérés, je renvoie à ce qui a été dit sous la rubrique « remarques cliniques ».

BIBLIOGRAPHIE

GANGHOFNER, *Behandlung der Diphterie* (*Handbuch der spez. Therapie* von Penzoldt-Stintzing, Bd. I).

BAGINSKY, *Diphterie* (Nothnagel's *Handbuch der speziellen Pathologie*, Bd. II, I Teil, Wien, 1898).

HOFMEISTER, *Diphterie des Larynx* (*Handbuch der praktischen Chirurgie* von Bergmann, Bruns und Mikulicz, Stuttgart, 1900, Bd. II).

HOPPE-SEYLER, *Croupös-diphtheritische Erkrankungen des Larynx und der Trachea* (Heymann's *Handbuch der Laryngologie und Rhinologie*, Wien, 1898, Bd. I).

B. — Maladies des bronches et des poumons

1. — BRONCHECTASIES

Étiologie. — Parmi les conditions étiologiques les plus importantes il faut citer le catarrhe chronique des bronches et la pneumonie interstitielle chronique (avec ou sans pleurésie). Il peut y avoir aussi formation de bronchectasies par suite de la sténose de quelques bronches par des cicatrices, corps étrangers, etc., et du fait de l'emphysème pulmonaire. Les cas d'origine congénitale sont rares ; de même ceux dans lesquels la dilatation bronchique s'est développée dans un poumon atélectasié.

Remarques anatomo-pathologiques. — On distingue les bronchectasies plutôt diffuses (vicariantes) cylindriques et fusiformes qui constituent les formes les plus fréquentes et les bronchectasies sacciformes (inflammatoires) qui sont un peu plus rares. Dans certaines bronchectasies, notamment dans les sacciformes, le parenchyme pulmonaire interposé aux cavités a ordinairement un aspect couenneux, et les parties du poumon atteintes sont le plus souvent ratatinées. Les altérations des bronches peuvent frapper tantôt quelques bronchioles seulement, tantôt les bronches d'un ou de plusieurs lobes pulmonaires ; le volume des cavités ainsi formées peut considérablement varier (de la grosseur d'une fève à celle d'un poing). Les cavités se trouvent tantôt près de la paroi thoracique, tantôt près du hile. Dans la paroi des bronches apparaissent souvent des processus ulcératifs conduisant à la gangrène et produisant des hémorragies, mais se cicatrisant parfois. Lorsque les bronchectasies sont superficiellement placées et que le tissu pulmonaire est très sclérosé, il y a souvent adhérence entre les feuillets pleuraux.

Remarques cliniques. — Souvent les bronchectasies n'offrent pas de symptômes bien nets, ne se distinguant guère d'un catarrhe chronique. Ce groupe de bronchectasies n'a aucune importance pour nous. Dans d'autres cas, leurs symptômes sont tout à fait caractéristiques. En différents points existent des signes cavitaires (Voir chapitre : « gangrène pulmonaire ») ; l'expectoration est abondante. Les expectorations se produisent souvent en grande quantité, notamment à certaines heures de la journée (le matin et dans certaines positions du malade). Un de mes malades expectorait tous les jours plusieurs litres de crachats, et cela depuis des années. Les crachats sont purulents, parfois fétides (lorsqu'il y a complication de bronchite putride).

Quand on les laisse déposer, il s'y forme trois couches. Dans les cas de bronchectasies non compliquées, les crachats ne contiennent ni débris pulmonaires ni fibres élastiques. Souvent on trouve du sang dans l'expectoration. La fièvre, l'amaigrissement sont notés parfois, mais seulement lorsque la maladie existe déjà depuis longtemps. Il n'est pas rare de relever la déformation des doigts en baguette de tambour et celle des orteils en massue. La maladie durant déjà depuis longtemps peut assez souvent se compliquer d'abcès du cerveau métastatiques et de gonflements ganglionnaires. La dégénérescence amyloïde est rare. Quelquefois un empyème pleural évolue en même temps et représente une complication de la dilatation des bronches.

Le diagnostic repose sur la marche chronique de l'affection, sur le mode caractéristique de l'expectoration (à pleine bouche), sur les caractères des crachats et sur l'existence des symptômes cavitaires plus ou moins apparents, suivant l'état de réplétion ou de vacuité des cavités. Si on trouve de plus une rétraction du thorax, un certain déplacement des organes voisins (cœur) vers le côté malade, cela indique un processus de sclérose pulmonaire chronique (avec adhérences pleurales et formation de pseudo-membranes entre la plèvre et la cage thoracique) et le diagnostic gagne en certitude.

Le diagnostic topographique s'appuie sur la constatation de bruits métalliques lointains (gros râles à son métallique, respiration amphorique, timbre de voix métallique de la voix parlée), lorsque ces phénomènes s'entendent toujours au même niveau. Un examen radiographique peut corroborer ce diagnostic topographique lorsque l'image qu'il fournit cadre avec les données de l'auscultation et de la percussion.

Le diagnostic différentiel est souvent particulièrement difficile d'avec la tuberculose. L'absence constante de bacilles de Koch et de fibres élastiques, la durée très longue, l'expectoration abondante, « à pleine bouche », avec un état général relativement bon et enfin des sommets pulmonaires indemnes ou légèrement atteints parlent plutôt contre la tuberculose. Il est des cas où il importe de se prononcer entre le diagnostic de bronchectasie et d'empyème s'évacuant par vomiques successives dans les bronches. On tablera particulièrement pour cela sur les commémoratifs qui renseigneront avec certitude soit sur l'existence d'une pleurésie purulente ayant précédé l'affection, soit sur l'ancienneté de la maladie actuelle, qui ne peut guère être considérée dès lors que comme une dilatation des bronches. Si on veut établir le diagnostic différentiel d'avec un abcès pulmonaire ayant fait irruption dans une bronche, les antécédents nous aideront beaucoup : une pneumonie antérieure récente ou un traumatisme parleront en faveur de l'abcès. De plus l'existence de fragments de tissu pulmonaire s'éliminant dans les crachats sera prise en grande considération, car de semblables fragments ne se rencontrent pas dans les crachats de la bronchectasie non compliquée.

Indications des interventions opératoires dans les cavernes bronchectasiques. — Jusqu'à présent ces indications ne sont pas bien établies; les différents chirurgiens les ont posées chacun d'une manière différente. A vrai dire il n'existe jamais une indication absolue pour l'intervention, car le pus formé peut librement s'écouler dans les bronches; mais il existe une indication relative lorsque le patient, par suite de sa maladie (notamment dans la bronchite putride compliquée) devient incapable d'exercer sa profession, dépérit vite, s'attriste et est obligé de vivre retiré du monde. Même dans ces cas l'ouverture des cavernes n'est pas toujours indiquée; elle l'est seulement si l'affection est unilatérale; quand il s'agit d'une grande caverne située superficiellement; quand il n'y a pas lieu de penser à la présence de cavités multiples et enfin quand les sécrétions sont loin de s'écouler librement au dehors. Les grosses bronchectasies sacciformes du lobe inférieur sont particulièrement justiciables de l'opération.

Si les bronchectasies sont nombreuses et qu'il y ait complication de bronchite putride, expectoration surabondante, il sera indiqué, si le processus reste cantonné à une partie du poumon, de réséquer des côtes au niveau de la partie du poumon malade sans ouvrir la plèvre pour faciliter l'affaissement du poumon et partant la cicatrisation de la caverne (Quincke).

Contre-indications. — L'opération est contre-indiquée lorsque les deux poumons sont pris; également lorsqu'un seul est intéressé sur une grande étendue; lorsque les cavernes sont profondément situées, lorsque l'état général est bon et que la bronchite putride manque. S'il existe déjà de la dégénérescence amyloïde, elle constitue une contre-indication.

L'ouverture d'une cavité bronchectasique, pratiquée dans des conditions que nous venons de mentionner, peut rester inefficace, soit que les autres cavernes s'agrandissent ou bien que la fistule pleurale qu'on a établie crée au malade une situation plus désagréable qu'auparavant. Il faut aussi considérer que le siège profond de la caverne nécessite une opération relativement dangereuse.

Dans un de mes cas la cavité nettement localisée avait été directement ouverte par l'opération ; mais au bout de quelques mois d'autres cavernes étaient devenues si volumineuses que le malade ressentait les mêmes troubles qu'auparavant, et de plus des troubles inhérents à la fistule sécrétante du thorax.

Risques de l'ouverture des cavités bronchectasiques. — L'opération en elle-même et les suites qu'elle occasionne ne sont pas très graves. Tuffier, dans sa statistique, parle d'une mortalité d'environ 25 0/0 des cas. Puisque les bronchectasies, dans beaucoup de cas, sont compatibles avec une existence assez longue, les risques sont relativement grands. La simple résection des côtes proposée par Quincke est une intervention presque exempte de danger.

Pronostics de l'opération. — D'après ce que

nous avons dit plus haut, la guérison complète n'est guère à espérer par l'ouverture opératoire des cavités bronchectasiques. Le plus souvent la cavité diminue, et il subsiste une fistule sécrétant longtemps. L'ouverture d'une caverne n'empêche nullement la formation d'autres cavités dans le voisinage.

La résection des côtes sans résection pleurale, d'après Quincke, offre un pronostic plus favorable dans les cas de bronchectasie restreinte à un petit territoire pulmonaire.

Le danger du traitement opératoire des bronchectasies est, ainsi que nous l'avons déjà dit, très grand. D'après la statistique de Tuffier, il n'y a qu'une mortalité de 25 0/0; mais Garré rapporte les chiffres suivants : sur 57 opérés 21 sont morts immédiatement après l'opération ou au bout des premières semaines.

Suites de l'abstention opératoire. — La caverne progresse, mais elle ne met pas la vie du malade en danger, à moins qu'après une durée de plusieurs années il ne se développe une dégénérescence amyloïde, ou qu'il ne survienne d'autres complications.

BIBLIOGRAPHIE

QUINCKE, *Ueber Pneumotomie* (*Mitteilungen aus den Grenzgebieten der Medizin und Chirurgie*, Bd. I).

Tuffier, *Chirurgie du poumon*. Paris, 1897.
Terrier et Reymond, *Chirurgie de la plèvre et du poumon*. Paris, 1899.
Hofmann, *Erkrankungen der Bronchien* (Nothnagel's *Handbuch der speziellen Pathologie*. Wien).

2. — GANGRÈNE PULMONAIRE

Étiologie. — Le plus souvent la gangrène pulmonaire se développe à la suite d'une pneumonie (Tuffier, sur 74 malades opérés, en a trouvé 55 chez lesquels cette affection s'était produite immédiatement après une pneumonie). Comme cause favorisante il faut citer : l'alcoolisme chronique, les maladies affaiblissantes, le diabète, la bronchite putride. Les pneumonies par aspiration de corps étrangers sont souvent suivies de gangrène ; il en est de même de celles qui sont dues à des embolies de masses putrides provenant de la veine jugulaire ou des veines utérines. La propagation des processus suppuratifs ulcéreux ou putrides du voisinage du poumon (œsophage, colonne vertébrale, larynx, trachée, médiastin), avec gangrène consécutive, n'est pas très rare.

Remarques anatomo-pathologiques. — La gangrène est tantôt circonscrite, tantôt diffuse : la première est tantôt solitaire, tantôt multiple. Des îlots multiples peuvent se trouver dans les deux poumons ou dans un seulement. La gangrène a pour caractéristique la mortification du tissu pulmonaire avec formation de cavités ayant le volume d'une fève ou d'un poing. Les cavités sont revêtues de tissu pulmonaire ramolli, communiquant souvent librement avec une bronche et s'étendant parfois jusqu'à la surface pleurale. Les gros vaisseaux du voisinage du foyer gangrené sont fréquemment thrombosés. La plèvre, au niveau du foyer, peut présenter des lésions inflammatoires récentes ou, plus rarement, rester indemne; tantôt les deux feuillets sont adhérents, tantôt un épanchement purulent s'est collecté dans la cavité pleurale. La gangrène, quand elle est diffuse, peut occuper tout un lobe pulmonaire. Il ne se forme pas autour du foyer de zone suppurative d'élimination.

Remarques cliniques. — Chez des malades atteints de pneumonie, on doit soupçonner la gangrène commençante lorsque l'expectoration devient abondante et putride, que la température augmente et que la toux devient plus violente. Cependant, dans certains cas, la fièvre peut faire défaut. L'expectoration est profuse, fétide, et, lorsqu'on la laisse déposer, il s'y forme trois couches dont l'inférieure contient en outre des bourbillons gris jaunâtres de Dittrich, des fragments de tissu pulmonaire pigmentés (anthracose). On trouve assez rarement beaucoup de fibres élastiques dans les crachats. Rares sont les hémoptysies abondantes.

Dans le poumon, on peut souvent reconnaître le foyer par la constatation de gros râles à son métallique avec ou sans respiration amphorique, alors même que la cavité n'a pas un siège superficiel. Assez fréquemment on trouve aussi d'autres symptômes de caverne, tels que bruit tympanique à la percussion faisant place à de la matité lorsque la cavité est remplie de sécrétions, modification du son de percussion suivant que le malade tient la bouche ouverte ou fermée, bruit de pot fêlé. Abstraction faite des phénomènes généraux sus-mentionnés, on constate encore des frissons et des sueurs. Si la maladie persiste quelque temps, on peut observer des lésions métastatiques, notamment des abcès du cerveau.

Parfois les malades donnent l'impression de typhiques ; ils sont abattus, ont continuellement de la fièvre et présentent un enduit fuligineux sur les lèvres.

Le **diagnostic** est facile à faire. L'odeur caractéristique du crachat qui contient des débris de poumon rend le diagnostic de « gangrène pulmonaire » certain. Mais le diagnostic topographique exact du foyer grangréneux est beaucoup plus difficile ; de même il n'est pas aisé de dire si l'on a affaire à des foyers solitaires ou multiples. L'examen radioscopique aidera, le cas échéant, à trancher la question.

Pour ce qui est du **diagnostic différentiel,** il faut surtout penser à la bronchite putride avec ou sans bronchectasie ; mais ici les débris pulmonaires n'existent pas dans le crachat. Un empyème pleural s'évacuant par vomique, un abcès sous-phrénique s'accompagnent, après l'expectoration, d'une assez grande quantité de pus, de phénomènes nettement

« métalliques », à la percussion et à l'auscultation, et de succussion hippocratique ; de plus ces affections donnent naissance à des signes de déviation du cœur, d'abaissement du foie et de la rate.

Indications des interventions opératoires. — Ce n'est que la large ouverture des cavités qui doit être prise en considération. Il faut absolument se garder des ponctions exploratrices, à cause du grand danger d'infection de la cavité pleurale. Si le diagnostic local d'une grangrène circonscrite est établi avec certitude, l'opération est indiquée ; l'opération ne sera que plus facile à faire s'il existe des adhérences pleurales étendues ; mais leur absence ne constitue nullement une contre-indication.

Poser le diagnostic *certain* d'une cavité pulmonaire peu profonde, développée à la suite de gangrène, c'est poser l'indication d'opérer. Les signes diagnostiques sont : respiration amphorique ou tout au moins bronchique avec crachats typiques; gros râles à timbre métallique au même niveau ; son de percussion toujours au même endroit, tantôt mat, tantôt tympanique, après l'expectoration de grandes quantités de crachats. Mais, alors même que les symptômes cavitaires typiques manquent, le diagnostic local du foyer gangréneux peut être établi lorsque les symptômes suivants existent (Riegner-A. Fränkel) : 1° existence d'une matité circonscrite (notamment dans le lobe inférieur) avec son pulmonaire normal tout autour; 2° présence dans les crachats de débris abondants de parenchyme pulmonaire expectorés en peu de temps ; 3° ombre, dans le radiogramme, exactement à l'endroit où l'examen physique a déjà fait soupçonner un îlot de gangrène.

S'il y a fièvre d'un haut degré, persistante, associée à des frissons, il faut opérer, alors même que le foyer ne siège pas tout à fait à la surface. Si l'affection se complique d'un empyème, l'intervention devient *urgente;* il en est de même si on a affaire à la gangrène d'un sommet du poumon, car cette dernière localisation est très dangereuse. Des adhérences entre les deux feuillets pleuraux augmentent les chances de l'opération (pour leur diagnostic, voir le chapitre *Abcès pulmonaire*).

Contre-indications. — Alors même que le diagnostic de gangrène est certain l'opération est contre-indiquée dans la gangrène diffuse, dans les foyers multiples quand les deux poumons sont pris et qu'il y a déjà une complication du côté du cerveau ou des méninges. Enfin on n'opérera pas pour de tout petits foyers, car leur siège ne se laisse pas déterminer avec la certitude voulue ; l'insuffisance d'un diagnostic local contre-indiquera du reste toujours l'opération. Si la gangrène pulmonaire s'est développée chez un diabétique on s'abstiendra de faire l'opération dans le cas où l'urine contient beaucoup de sucre et d'acétone.

Pronostic de l'ouverture des cavités gangréneuses. — Il est d'autant plus favorable que l'opération a été faite de bonne heure. Les ponctions exploratrices et l'ouverture des cavités au moyen du trocart à travers la peau sont excessivement dangereuses. Tuffier a trouvé une mortalité de 40 0/0 des cas opérés par la pneumotomie. Garré a noté 34 0/0 de mort sur 122 cas opérés; mais ces statistiques changent selon l'étiologie. Dans les cas de gangrène après pneumonie, la mortalité est grande ; mais si la gangrène est due à des embolies, elle est encore plus élevée. La guérison surviendrait, d'après Tuffier, dans 60 0/0 des cas. Elle est le plus souvent complète et durable. Le danger de produire par l'opération un pneumothorax n'est pas très grand, car dans la grande majorité des cas il existe des adhérences pleurales et les méthodes opératoires en tiennent compte.

Suites de l'abstention opératoire. — Dans environ 60 0/0 des cas, la mort survient soit par épuisement du malade, soit par suite de complications (abcès du cerveau ou du foie, pneumothorax, etc.). Dans quelques cas subaigus l'état de dépression du malade est très prononcé et il peut se développer une dégénérescence amyloïde. Dans tous les cas, il est possible qu'une gangrène circonscrite infecte par aspiration d'autres portions du poumon jusqu'alors restées saines; il y a là un danger pressant pour tout l'organisme.

BIBLIOGRAPHIE

AUFRECHT, *Die Lungenentzündungen* (Nothnagel's *Handbuch der spez. Pathologie*, Wien).

KÜMMEL, *Chirurgische Krankheiten der Lunge* (*Handbuch der praktischen Chirurgie*, herausgeg. von Bruns, Bergmann u. Mikulicz, 1900, Bd. II).

REYMOND, *Chirurgie de la plèvre et du poumon*. Paris, 1899.

TUFFIER, *Chirurgie du poumon*. Paris, 1897.

J. SCHULZ, *Uber den Lungenabscess*, etc. (*Zentralblatt für die Grenzgebiete der Medizin und Chirurgie*, 1901).

RIEGNER, *Ulceröse Lungenprozesse* (*Deutsche medizinische Wochenschrift*, 1902, n° 29).

QUINCKE, LENHARTZ, GARRÉ, *Mittheilungen aus den Grenzgebieten der Medizin und Chirurgie*, Bd. IX, H. 3.

3. — ABCÈS PULMONAIRE

Étiologie. — Le plus souvent les abcès du poumon sont consécutifs à des pneumonies. L'emphysème ou des processus d'induration du poumon favorisent la formation de l'abcès. Mentionnons encore comme conditions étiologiques des embolies — notamment à la suite de pyémie et d'affections puerpérales — des lésions du poumon, l'introduction de corps étrangers dans les bronches.

Remarques anatomo-pathologiques. — Abstraction faite de l'abcès pulmonaire consécutif à des pneumonies, tous les autres évoluent dans du tissu pulmonaire jusqu'alors sain. Le plus souvent les abcès provenant d'une pneumonie se développent dans le lobe inférieur. Les abcès dus à des corps étrangers se montrent autour de corps étrangers enclavés qui siègent d'ordinaire dans la grosse bronche droite ou dans une bronche du lobe inférieur droit. Les abcès peuvent être solitaires ou multiples et présenter le volume d'un petit pois à un poing. La pneumonie qui se termine par un abcès est souvent due au diplocoque de Talamon-Fraenkel-Weichselbaum, ou au bacille de l'influenza ou à d'autres microorganismes. Dans les abcès récents les parois s'affaissent après l'évacuation du pus qui peut être un pus bien lié ou, lorsqu'il y a combinaison d'états gangréneux, putride. Mais lorsque la suppuration cavitaire dans les « abcès pulmonaires chroniques » a persisté quelque temps, les parois de la cavité sont infiltrées et rigides. Le siège des abcès pulmonaires est tantôt superficiel, tantôt profond. Dans le premier cas, il y a souvent une pleurésie avec adhérence des plèvres ou avec épanchement pleural purulent ; parfois cependant toute trace de pleurésie fait défaut.

Remarques cliniques. — L'abcès pulmonaire détermine des phénomènes généraux et locaux. Parmi les premiers la fièvre presque continue est le symptôme le plus important. Si l'abcès est consécutif à une pneumonie, deux possibilités sont à envisager : ou la fièvre ne cesse pas, ou bien, après la crise, il y a de nouveau élévation de la température. En même temps ou quelque temps après, le malade élimine par la bouche des flots d'une sécrétion purulente crémeuse, ayant fréquemment une odeur fade. On trouve souvent dans la sécrétion beaucoup de fibres élastiques, des débris pulmonaires ayant plusieurs centimètres de long, des cristaux d'hématoïdine, des cristaux d'acides gras.

Lorsque l'abcès est profondément situé souvent les symptômes cavitaires profonds font défaut, ou — et c'est un fait qu'il faut retenir — n'apparaissent que plus tard, le malade étant mis en observation. Ce qui est particulièrement important, c'est le changement du son de percussion sur le même endroit du thorax après une expectoration abondante. Si, sur un endroit quelconque, il y a matité à la percussion, et que le son, après une expectoration purulente abondante, devienne tympanique, et si, toujours sur le même endroit, apparaissent, en outre de la respiration bronchique, les différents signes cavitaires (bruit de pot fêlé, changement de son de Wintrich ou de Gerhardt, gros râles à timbre métallique, respiration amphorique), l'abcès siège selon toute probabilité à ce niveau. Souvent cependant les symptômes cavitaires typiques ne peuvent pas se développer à cause de l'affablissement des parois ; cela s'observe surtout dans les abcès du lobe inférieur. Si après une pneumonie il persiste une matité circonscrite entourée d'un son pulmonaire normal, que les crachats soient abondants, purulents, avec persistance de la fièvre et que le radiogramme montre une ombre à l'endroit de la matité, ce syndrome indique qu'il y a là un abcès.

Diagnostic. — Il s'appuie sur les symptômes

que nous venons d'énumérer. La radioscopie facilitera le diagnostic topographique ; parfois elle permettra aussi de reconnaître (ce qu'on peut parfois faire aussi sans elle) la multiplicité des abcès. Si l'abcès est dû à des corps étrangers, les rayons X nous laisseront découvrir leur siège. L'apparition d'une odeur fétide au cours d'un abcès récent indique l'agrandissement de la cavité par gangrène de ses parois. Le diagnostic d'une adhérence pleurale est possible à faire lorsque le symptôme suivant existe : immobilité relative des côtes sur une partie limitée du thorax avec rétraction inspiratoire des espaces intercostaux sur cette partie ; déplacement moindre du bord inférieur du poumon à l'inspiration ; invariabilité de la matité du cœur dans l'inspiration et dans l'expiration profonde. Si une pleurésie a précédé l'affection, l'existence d'adhérences est probable.

Le **diagnostic différentiel** est le plus souvent facile. Contre l'idée de bronchorrhée parle l'apparition de symptômes de caverne et l'existence de débris de parenchyme pulmonaire et de fibres élastiques dans les crachats ; contre la bronchectasie on fera valoir également la constatation de débris pulmonaires et de fibres élastiques dans les crachats; contre la tuberculose l'absence constante de bacilles de Koch. L'irruption d'un empyème dans une bronche produit souvent, après évacuation de la cavité purulente, des symptômes d'un pyo-pneumo-thorax partiel (phénomènes dits métalliques à l'auscultation et à la percussion, succussion hippocratique).

Indication des interventions opératoires. — On doit opérer tous les abcès aigus dont le diagnostic est certain, qu'il s'agisse d'abcès solitaire ou d'abcès multiples se trouvant dans le même lobe, n'ayant aucune tendance à guérir spontanément; on doit les opérer avant qu'ils ne deviennent chroniques (Quincke). Les abcès qui guérissent spontanément mettent trois à dix semaines à guérir (Quincke). Le début de la guérison spontanée se reconnaît à ce que la quantité des crachats diminue et à ce que la fièvre baisse.

Dans un de mes cas d'abcès pulmonaire, la diminution de la quantité des crachats nous décida à ne pas procéder immédiatement à l'opération; au bout de quelques semaines la guérison spontanée, complète était survenue.

L'opération exige un diagnostic topographique exact de l'abcès solitaire; l'abcès ne doit pas être trop petit, et il faut avoir de bonnes raisons d'exclure l'existence d'abcès multiples disséminés. Lorsqu'il y a des symptômes généraux graves avec forte fièvre et expectoration abondante de pus et de débris pulmonaires et que l'examen clinique a permis de reconnaître l'infiltration d'une partie du lobe inférieur, l'intervention opératoire (pneumotomie) sera justifiée, alors même que des symptômes cavitaires prononcés font défaut, pourvu que la matité soit entourée d'un son pulmonaire normal : en effet, par le lobe inférieur, on a le plus de chances d'atteindre le foyer ou tout autre dans le voisinage. La constatation d'adhérences pleurales nous engagera d'autant plus à opérer. Lorsque l'abcès est chronique et que la sécrétion abondante a subi une transformation putride l'opération qui consistera en une résection de plusieurs côtes, en une large ouverture du foyer purulent, et, le cas échéant, en une ablation partielle de la paroi de l'abcès, sera nettement indiquée.

Dans l'abcès provoqué par un corps étranger, on fera la pneumotomie seulement, si on n'a pas réussi à enlever le corps étranger par les voies naturelles et si la suppuration est profuse et s'accompagne de phénomènes généraux graves.

Les ponctions de l'abcès à travers le thorax non ouvert sont absolument contre-indiquées, car elles peuvent être très dangereuses pour le malade.

Contre-indications. — On évitera l'opération lorsqu'on aura bien des raisons de penser à l'existence d'abcès multiples, notamment à la suite d'affections pyémiques, de processus puerpéraux, de broncho-pneumonie post-grippale ; on s'abstient aussi lorsque les symptômes cavitaires locaux manquent, que la fièvre est minime, et que les symptômes généraux ne sont pas alarmants ; souvent la guérison peut survenir par évacuation continue dans les bronches. Lorsque l'abcès doit son origine à des corps étrangers, il ne faut pas non plus procéder à l'opération par la paroi thoracique (abstraction faite de certains cas dont nous avons parlé à l'occasion des indications).

Pronostic de l'opération. — Dans les formes aiguës on a obtenu la guérison dans 73 0/0 des cas; 27 0/0 des malades opérés sont morts. Parmi les cas chroniques on en a guéri 51 0/0, amélioré 23,5 0/0; 25,5 0/0 des cas sont morts. On obtient donc, dans environ les 2/3 des cas d'abcès aigus, une guérison par l'opération. Si l'abcès se complique de gangrène (odeur fétide), le pronostic devient bien plus néfaste. Les abcès chroniques fournissent des résultats moins bons, surtout si le pus est devenu putride. Il y a souvent persistance de fistules thoraciques. Si la cavité pleurale s'est préalablement oblitérée du fait d'une pleurésie, le pronostic devient plus favorable.

Suites de l'abstention opératoire. — Si l'on n'opère pas, la suppuration peut progresser, produire l'empyème ou aussi un pyo-pneumo-thorax ou même donner naissance à une affection générale occasionnant la mort du malade. Souvent l'abcès aigu devient chronique, et alors la sécrétion abondante affaiblit considérablement l'organisme. Dans quelques cas cependant, l'abcès ayant fait irruption dans une bronche guérit spontanément (Voir *Indications*).

BIBLIOGRAPHIE

SCHULZ, *Uber den Lungenabscess und seine chirurg. Behandlung* (*Zentralblatt f. d. Grenzgebiete der Medizin und Chirurgie*, 1901, n° 1, u. ff.).

QUINCKE, *Uber Pneumotomie* (*Mitteilungen aus den Grenzgebieten der Medizin und Chirurgie*, Bd. I, n° 2).

TUFFIER, *Chirurgie du poumon*. Paris, 1897.

AUFRECHT, *Lungenentründungen* (Nothnagel's *Handbuch der spez. Pathologie*).

QUINCKE, *Chirurg. Behandlung der Lungenkrankheiten* (*Mitteilungen aus den Grenzgebieten der Medizin und Chirurgie*, Bd. IX, n° 3).

GARRÉ, LENHARTZ, *Ibidem*.

4. — TUBERCULOSE PULMONAIRE

Nous croyons pouvoir nous dispenser de donner des détails sur l'étiologie et la symptomatologie clinique de cette affection, d'autant que les indications des interventions chirurgicales n'ont pas été suffisamment établies jusqu'à présent pour pouvoir servir de ligne de conduite au *praticien*. On a bien opéré un assez grand nombre de malades atteints de tuberculose pulmonaire, mais il s'agissait de formes de phtisie si différentes, et les méthodes opératoires employées étaient si diverses que la question est loin d'être tranchée.

Les deux auteurs qui ont récemment abordé

ce sujet sont le clinicien Quincke, qui s'est tant occupé de la chirurgie pulmonaire, et Garré. D'après ces auteurs, les indications se laisseraient formuler ainsi : avant toute opération, il faut être sûr qu'il ne s'agit que d'un seul foyer pulmonaire circonscrit et que l'état général du malade est encore assez bon. Si, chez un malade qui répond à ces désidérata, il existe des phénomènes de rétention et de décomposition des sécrétions pathologiques avec fièvre septique, la large ouverture avec drainage de la caverne est indiquée. Dans les cas rares de cavernes isolées et de foyers tuberculeux du lobe inférieur, la résection du tissu pulmonaire infiltré et la thoracoplastie large sont justifiées. Dans les cavernes isolées stationnaires des sommets, la mobilisation de la paroi thoracique ou de la plèvre (notamment par la résection des trois premières côtes sans ouverture de la cavité pleurale) est indiquée.

Quincke précise sa façon de voir de la manière suivante : Dans le cas où on peut diagnostiquer avec quelque certitude que l'affection tuberculeuse avancée est limitée au lobe supérieur (en laissant complètement de côté les cas de cavernes), en l'état actuel de la science, l'immobilisation de cette partie par la thoracoplastie constitue un essai justifié qui, uni à d'autres procédés, pourrait faciliter l'enkystement et la guérison des foyers tuberculeux.

Il est difficile de remplir cette indication car on trouve rarement des cas justiciables de cette opération ; ce ne sont que les affections pulmonaires bien circonscrites qui auront quelque chance d'être guéries de cette façon ; le plus souvent il sera difficile d'exclure avec certitude la participation d'autres parties du poumon. L'ouverture de cavernes présente en outre le danger de provoquer une gangrène, l'inconvénient de créer une fistule pulmonaire durable et la possibilité d'introduire par ce procédé du pus de la caverne dans des parties pulmonaires saines.

BIBLIOGRAPHIE

QUINCKE, *Ueber die chirurgische Behandlung der Lungenkrankheiten* (*Mitteilungen aus den Grenzgebieten der Medizin und Chirurgie*, Bd. IX, n° 3).

GARRÉ, *Ibidem.*

C. CORNET, *Die Tuberculose* (Nothnagel's *Handbuch der spez. Pathologie*, Wien, 1900, Bd. XIX, 2 Hälfte, 2 Abteilung).

BERLINER, *Die operative Behandlung der Lungentuberkulose* (*Zentralblatt für die Grenzgebiete der Medizin und Chirurgie*, 1901).

5. — KYSTE HYDATIQUE DU POUMON

L'**étiologie** est la même que pour les autres échinocoques chez l'homme.

Remarques anatomo-pathologiques. — Le plus souvent il ne se développe qu'un kyste dans un des lobes inférieurs, surtout dans le lobe inférieur droit. Presque toujours il s'agit de kyste uniloculaire. Les kystes peuvent atteindre le volume d'une tête d'enfant et font assez fréquemment irruption dans une bronche ou dans la cavité pleurale. Parfois survient la suppuration ou la calcification de la paroi. Dans la suppuration, le processus inflammatoire se propage souvent dans le voisinage du kyste (infiltration inflammatoire, empyème pleural, parfois même gangrène).

Remarques cliniques. — L'affection peut n'occasionner aucun symptôme. Fréquemment existe une toux très intense qui s'associe parfois à des hémoptysies et à des accès de dyspnée. Lorsqu'il y a matité, elle se présente sous une forme particulière (à limites arquées). Le plus souvent on ne perçoit pas de râles. Au niveau de la matité on n'entend pas d'ordinaire le murmure vésiculaire, mais parfois une faible respiration bronchique. Il n'est pas rare de noter des symptômes de déviation des organes voisins. Lorsque la poche suppure, il peut y avoir de la fièvre et, après l'irruption du pus dans une bronche, des signes cavitaires. Quelquefois l'affection se complique d'un empyème pleural. Assez souvent le malade crache des membranes et des vésicules.

On ne porte généralement le *diagnostic* que lorsqu'on trouve dans les crachats des membranes ou des vésicules entières ou lorsqu'on rencontre dans le liquide retiré par une ponction exploratrice des crochets. Si ce liquide est clair, dépourvu d'albumine, riche en chlorure de sodium, il n'y a guère lieu de penser à une autre affection. Si le liquide est purulent, seule l'existence de crochets permettra de faire un diagnostic exact. Lorsqu'il existe dans d'autres parties de l'organisme un kyste hydatique, on pensera tout de suite à la possibilité d'un kyste hydatique du poumon, surtout si on note une déviation des organes voisins, de la matité et si, sur une partie limitée du poumon, le murmure vésiculaire manque, alors que tout autour la respiration est normale.

Diagnostic différentiel. — La pleurésie avec épanchement, la pleurésie interlobaire, la pneumonie chronique et d'autres affections entrent en ligne de compte. Leur diagnostic différentiel d'avec le kyste hydatique du poumon ne pourra être établi que lorsqu'on aura constaté les symptômes mentionnés au diagnostic.

Indications des interventions opératoires. — Si le diagnostic de kyste hydatique du poumon est certain, si son siège est nettement établi, l'ouverture du sac par pleuro ou pneumotomie est indiquée, si l'affection ne siège pas trop profondément. Il n'est pas absolument nécessaire pour l'intervention que le poumon soit fixé par des adhérences. Si la poche a commencé à suppurer, il faudra se hâter d'intervenir.

Contre-indications. — Une trop grande dépression des forces, la constatation par la radiographie du siège du kyste dans le voisinage du hile contre-indiquent l'intervention.

Succès et risques des opérations. — Dans beaucoup de cas, on a obtenu une guérison complète ; dans d'autres, l'opération a laissé une fistule du thorax après elle. Les dangers de l'opération sont encore très grands. Dans un de mes cas, dans lequel il y avait déjà suppuration du sac et où il fallait se contenter de l'inciser, la suppuration persista plusieurs mois ; la mort survint par suite de dégénérescence amyloïde des viscères.

Suites de l'abstention opératoire. — Si l'on ajourne l'intervention opératoire, l'échinocoque peut progresser, le sac s'infecter et le malade mourir d'épuisement général. On compte que l'issue fatale survient dans 60 0/0 des cas d'échinocoque pulmonaire lorsqu'on n'opère pas.

BIBLIOGRAPHIE

MOSLER-PEIPER, *Die tierischen Parasiten* (Nothnagel's *Handbuch der speziellen Pathologie*, Wien, 1894).

NEISSER, *Die Echinococcenkrankheit*, Berlin, 1877.

LENHARTZ, *Handbuch der praktischen Medizin*, herausgegeben von Ebstein-Schwalbe, Bd. I. Stuttgart.

6. — ACTINOMYCOSE DU POUMON

Étiologie. — Le plus souvent l'actinomycose du poumon est due à l'introduction dans les bronches d'épillets d'orge qui y provoquent l'infection. Plus rarement on trouve une lésion primitive de la cavité buccale (amygdales, dents cariées) d'où le pus pénètre dans la cage thoracique.

Remarques anatomo-pathologiques. — Dans les parties intéressées, le poumon est d'ordinaire atélectasié, épaissi et traversé de tractus conjonctifs compacts ; parfois cependant on y trouve de petites cavités remplies de pus. Dans les processus à marche progressive, la plèvre est d'habitude épaissie, comblée par des adhérences et la peau circumvoisine présente une infiltration ligneuse ; souvent la peau, la plèvre et le poumon sont traversés par de nombreux trajets fistuleux. Lorsque l'affection est bien développée, on constate souvent dans le poumon des régions fortement sclérosées.

Remarques cliniques. — Dans les cas typiques, on peut distinguer trois stades (Israël). Au début existent des phénomènes de catarrhe bronchique, puis des symptômes d'un épaississement interstitiel d'un lobe inférieur avec formation de cavités se manifestant par des signes généraux qui ressemblent tout à fait à ceux de la tuberculose (fièvre, amaigrissement, pâleur, sueurs, etc.). Dans le deuxième stade, on note des symptômes pleuraux avec formation de pseudo-membranes. On observe alors souvent les signes d'un rétrécissement thoracique. Le troisième stade se caractérise par la propagation des lésions à la paroi thoracique avec infiltration considérable de la peau qui tend à suppurer et à former des trajets fistuleux. Dans le pus, qu'il provienne des crachats ou de la sécrétion fistuleuse, on trouve des grains jaunes (actinomyces) ; parfois on rencontre aussi des fibres élastiques dans l'expectoration.

Diagnostic et diagnostic différentiel. — L'affection peut ressembler tout à fait, au point de vue clinique, à la tuberbulose pulmonaire. Le seul critérium certain est fourni par la présence de grains jaunes dans le pus et par l'absence de bacilles de Koch.

Interventions chirurgicales. — Le diagnostic ferme d'actinomycose de la paroi thoracique appelle l'intervention au niveau du poumon intéressé. Les trajets fistuleux conduiront souvent directement de la peau jusqu'à la partie atteinte du poumon. Plusieurs chirurgiens conseillent de ne procéder à l'intervention que lorsqu'il y a des lésions phlegmoneuses de la peau.

Contre-indications. — Un mauvais état général et une trop grande étendue de l'affection pulmonaire contre-indiquent l'opération.

Chances d'une intervention opératoire. — Jusqu'à présent ces chances sont minimes, car d'ordinaire l'affection pulmonaire existe assez longtemps avant qu'elle ne se soit trahie par l'infiltration de la peau. Parfois on réussit à extirper toutes les parties malades (Schlange); mais le plus souvent il ne sera guère possible que d'enlever une partie du tissu malade, à cause de l'étendue trop vaste des lésions.

Suites de l'abstention opératoire. — On a observé plusieurs cas où l'actinomycose pulmonaire a été guérie par simple expectation; mais, dans la grande majorité des cas, l'affection entraîne la mort du malade.

BIBLIOGRAPHIE

ILLICH, *Klinik der Aktinomykose*, Wien, 1892.

SCHLANGE, *Prognose der Aktinomykose* (*Arch. f. klin. Chirurgie*, 1892).

ISRAEL, *Klin. Beiträge zur Kenntnis der Aktinomykose des Menschen*, Berlin, 1885.

KORANYI, *Aktinomykose* (Nothnagel's *spezielle Pathologie und Therapie*, Wien, 1897, Bd. V, I. Hälfte).

NOSSAL, *Die Lungenaktinomykose* (*Zentralblatt f. d. Grenzgebiete der Medizin und Chirurgie*, 1902).

KAREWSKY, *Beitrag zur Lehre von der Aktinomykose der Lunge* (*Berlin, klin. Wochenschr.*, 1898, N° 15-17).

J. SABRAZÈS ET C. CABANNES, *Actinomycose pulmonaire* (Revue de médecine n° 1, 10 janvier 1899).

MALADIES DE LA PLÈVRE

1. — PLEURÉSIE ET EMPYÈME

Étiologie. — La pleurésie, dans une certaine catégorie de cas, est d'apparence primitive. La plupart de ces faits de pleurésie dite « idiopathique » sont de nature tuberculeuse. Une autre catégorie de cas se rattachent à l'inflammation des organes voisins : ce sont les pleurésies compliquant la pneumonie (pleurésies para et métapneumoniques), les abcès, la gangrène, l'infarctus, les tumeurs du poumon, les bronchectasies, les affections du médiastin et des organes voisins du diaphragme (pleurésie dans les abcès sous-phréniques, dans la péritonite, dans les tumeurs malignes de l'intestin et de l'estomac, dans les affections du foie). Dans une troisième série des cas, il faut grouper la pleurésie qui accompagne ou qui suit (métastase) les maladies infectieuses graves (processus puerpéraux, maladies éruptives, érysipèle, diphtérie, rhumatisme articulaire aigu). Enfin la pleurésie peut aussi survenir dans les affections générales *dyscrasiques* telles que scorbut, goutte, *morbus maculosus*, affections rénales. Dans la pleurésie séreuse on a pu trouver les pyocoques vulgaires; rarement la constatation directe du bacille de Koch y est positive. Les empyèmes méta-pneumoniques sont provoqués principalement par le diplocoque de Talamon-Fraenkel-Weichselbaum. Dans les empyèmes on a rencontré les différents microorganismes qui président d'habitude à la suppuration, notamment les streptocoques.

Remarques anatomo-pathologiques. — Lorsque l'inflammation persiste quelque temps, on trouve, aussi bien dans la forme sèche que dans la forme avec épanchement, des membranes recouvrant la plèvre. L'épanchement est tantôt séreux, tantôt purulent, putride, chyleux. Il occupe le point le plus profond de la cavité pleurale, à moins qu'une partie de cette cavité ne soit oblitérée par des inflammations antérieures. Lorsque l'épanchement décroît il se forme des cloisons dans les fausses membranes qui revêtent les deux feuillets pleuraux et les font adhérer l'un à l'autre et, dans les mailles, le liquide peut persister. Après les inflammations graves, on rencontre des fausses membranes épaisses entre le poumon et la paroi thoracique, et il y a rétraction du thorax.

Remarques cliniques. — Très souvent la pleurésie se développe avec peu de troubles et même des épanchements volumineux peuvent se collecter sans qu'on s'en aperçoive. Cela est surtout vrai, dans la pleurésie tuberculeuse. Fréquemment il existe un point de côté, de la toux, une immobilité de la moitié atteinte du thorax pendant la respiration (dans les épanchements enkystés, la toux peut faire défaut). La fièvre manque souvent. Quand elle existe, elle indique l'extension du processus inflammatoire; si ce dernier cesse de s'étendre, la fièvre devient intermittente et disparaît complètement lorsque l'épanchement se résorbe. Si la maladie débute par un frisson particulièrement violent, il faut penser à une complication de pneumonie ou a des embolies et à des phénomènes septiques. Dans les épanchements volumineux, la tension du pouls baisse et la diurèse diminue. Dans la pleurésie exsudative on constate des frottements pleuraux au début et à la fin de l'affection. Dès que l'exsudation commence on trouve de la matité; chez l'adulte, la percussion permet de découvrir l'épanchement déjà à partir d'un quart de litre et, chez l'enfant, à partir de 100 grammes. Un épanchement de volume moyen élargit la cage thoracique atteinte; il peut ne pas être mobile; la limite supérieure de l'exsudat se trouve chez le malade non alité à côté de la colonne vertébrale descendant vers l'aisselle sous forme d'une courbe; lorsque l'épanchement se forme chez un malade qui est continuellement dans le décubitus dorsal, la matité n'existe qu'en arrière et manque en avant. Le malade étant couché toujours sur un côté le point le plus élevé de la matité se trouve dans la ligne axillaire (Gerhardt). Au niveau de l'épanchement, tous les phénomènes pulmonaires perceptibles à l'auscultation sont amoindris; souvent il y a faible respiration bronchique et faible bronchophonie; l'égophonie est un signe positif d'épanchement pleurétique de volume moyen.

Les épanchements abondants causent un déplacement des organes voisins : cœur, foie. Siègent-ils à gauche, il y a matité de l'espace semi-lunaire (de Traube). Un des symptômes les plus importants est l'augmentation de la circonférence thoracique ; il faut cependant considérer que la moitié gauche du thorax a une circonférence d'un demi à un et demi centimètre de moins que la moitié droite. Au cours de la pleurésie, le malade est exposé à des syncopes avec collapsus des plus graves. La mort subite est rare.

On peut reconnaître les épanchements enkystés à la présence de zones de matité à configurations irrégulières lorsque, chez un malade qui avait préalablement présenté tous les symptômes de pleurésie, on constate, au niveau de la matité, une diminution de la respiration et du frémissement de la voix et que la respiration bronchique est nulle ou à peine perceptible. On considère l'épanchement comme encapsulé quand il ne repose pas sur le diaphragme, qu'il présente des limites dentelées et qu'il tend à s'étendre dans le sens vertical. Lorsque le poumon est fixé à la paroi thoracique par une adhérence, on peut entendre la respiration à ce niveau. Des épanchements multiples ne peuvent être reconnus avec certitude que lorsque les ponctions exploratrices faites sur plusieurs points donnent un résultat variable (par exemple liquide purulent, sanguinolent), ou lorsque, après avoir aspiré tout le liquide, on en trouve d'autre dans une région voisine.

La nature de l'épanchement ne peut être reconnue avec certitude qu'à l'aide d'une ponction exploratrice. Il faut donc la pratiquer dans tous les cas de pleurésie avec épanchement.

Seuls les processus suppuratifs ou putrides (empyème de nécessité) peuvent se faire jour à travers la paroi thoracique; parfois la collection purulente présente des pulsations (empyème pulsatile). L'irruption de l'empyème à l'extérieur n'est pas suivie de guérison. Si l'empyème communique largement avec le poumon le malade expectore en peu de temps de grandes quantités de pus, et, à la place des symptômes de l'empyème, on voit apparaître ceux d'un pneumothorax. Lorsque la cavité purulente et le poumon ne communiquent pas très librement le malade expectore à plusieurs reprises de grandes quantités de pus (le plus souvent épais) ayant un goût et un aspect insolites; en même temps la limite de l'épanchement descend de plus en plus et les phénomènes de compression du voisinage disparaissent. Souvent des empyèmes métapneumoniques guérissent de cette façon.

Diagnostic différentiel. — Dans la pneumonie la fièvre est le plus souvent plus forte et plus continue, le côté atteint ne se voussure pas notablement, la forme et les mouvements des espaces intercostaux restent invariables ; on entend des râles crépitants, les crachats sont rouillés, etc. Parfois il est difficile de distinguer les bronchectasies des empyèmes. Lorsqu'un examen physique répété donne des résultats variables, on pensera à la bronchectasie. Des néoplasmes se manifestent par des phénomènes généraux graves et par le gonflement des ganglions sus-claviculaires. Les limites de la matité due au néoplasme sont irrégulières; l'épanchement pleural est souvent sanguinolent; pendant la ponction, on a la sensation de pénétrer dans des masses dures. Dans l'abcès sous-phrénique, le diaphragme est repoussé le plus souvent des deux côtés en haut; en même temps existent des signes de péritonite, et les commémoratifs indiquent également l'existence d'une affection de la cavité abdominale. L'hydrothorax a une marche apyrétique; il est souvent bilatéral; le bruit de frottement manque; il existe des troubles généraux graves de la circulation.

Indications des interventions chirurgicales. — Il faut discuter séparément les différentes opérations, car elles n'ont pas toutes les mêmes indications.

I. *La ponction du thorax (thoracocentèse) est absolument indiquée dans les cas d'épanchement séreux :*

1° Lorsqu'il y a danger de mort. Les signes menaçants sont : l'orthopnée grave, qui peut être continue ou intermittente, des syncopes, la petitesse du pouls, la cyanose de la peau et des muqueuses, la réplétion marquée des veines du cou, une déviation exagérée des organes voisins (notamment du cœur); ces signes donnent dans les épanchements volumineux, allant jusqu'à la clavicule, l'indication absolue de procéder séance tenante à la thoracocentèse;

2° Lorsqu'il y a impossibilité de guérir la maladie d'une autre façon. Si un épanchement reste pendant des semaines au même niveau sans pouvoir être réduit par une médication interne ou par tout autre moyen la thoracocentèse s'impose. Les épanchements volumineux rendront l'intervention plus urgente que les moyens. On peut établir comme règle générale que la thoracocentèse ne doit pas être pratiquée avant la troisième semaine et tant qu'il existe de la fièvre due à la pleurésie à moins qu'il n'existe une indication absolue à l'opération. Cependant, à la longue, alors même que la fièvre existe, que l'exsudat progresse ou reste stationnaire, la ponction ne pourra pas être évitée; il faudra même, dans certains cas, renouveler les ponctions. On obtient les meilleures chances de succès si l'évacuation est faite lorsque la fièvre manque ou va décroissant et lorsque l'épanchement reste stationnaire, la sécrétion de l'urine étant minime. Ces remarques sont aussi valables pour la pleurésie nettement tuberculeuse;

3° Lorsque les troubles du malade sont intolérables ce qui arrive surtout dans le cas où il y a en même temps une affection pulmonaire très étendue (tuberculose, néoplasmes).

De plus la ponction avec aspiration consécutive est indiquée dans chaque cas d'épanchement sans fièvre qui ne se résorbe que très lentement.

Pour les épanchements hémorragiques, les indications *1° et 3°* sont seules valables. C'est ainsi que chez un de mes malades atteint d'endothéliome de la plèvre il m'a fallu pratiquer la thoracocentèse presque toutes les semaines durant des mois, l'épanchement mettant la vie en danger.

Les épanchements chyleux ne doivent être ponctionnés que lorsque le liquide n'augmente plus et qu'il reste au contraire stationnaire depuis plusieurs semaines.

Contre-indications de la thoracocentèse. — Si la fièvre persiste sans que la vie du malade soit en danger il ne faut pas procéder à la thoracocentèse durant les trois premières semaines de la maladie. il ne faut pas non plus opérer lorsque l'épanchement est hémorragique ou chyleux, lorsqu'il n'est pas trop abondant et qu'il ne provoque pas de troubles importants.

En effet, l'intervention opératoire dans ces cas sera suivie d'un nouvel épanchement et sera donc inutile. C'est pour cette raison qu'il ne faut pas opérer. Dans les cas d'épanchements séreux consécutifs à un séro-pneumothorax avec résorption spontanée de l'air dans la plèvre, et dans les cas d'épanchements à la suite d'infarctus hémorragiques du poumon, il est prudent de ne pas enlever par la thoracocentèse tout le liquide, et étant donnée la friabilité de la plèvre pulmonaire, on usera de peu de force dans l'aspiration (Gerhardt).

Dangers et suites fâcheuses de l'opération (thoracocentèse). — Chez des sujets gravement malades la mort peut survenir brusquement pendant la ponction, surtout si on enlève d'un seul coup de grandes quantités de liquide (au-dessus de 1.500 centimètres cubes). La mort est due à des embolies provenant de thromboses des veines pulmonaires; elle peut aussi être causée par des phénomènes d'anémie cérébrale. On observe rarement la mort par hémothorax postopératoire; de même la mort due à la déchirure du poumon est un accident exceptionnel. Par contre il se développe assez fréquemment après la ponction un pneumothorax traumatique qui reste souvent inaperçu; je l'ai vu disparaître le troisième ou quatrième jour sans qu'il ait occasionné pendant qu'il existait des phénomènes alarmants. Parfois le malade crache, après la thoracocentèse, un liquide clair et riche en albumine (expectoration albumineuse); mais d'ordinaire ce crachement disparaît au bout de quelques heures.

Le canal de la piqûre devient rarement fistuleux. Si la ponction a été faite aseptiquement, l'épanchement séreux ne deviendra pas purulent.

Succès de l'opération (thoracocentèse). — La dyspnée disparaît, les organes déplacés (cœur) reviennent à leur place, à moins qu'il se soit formé des adhérences; le pouls devient plein et bat moins souvent à la minute; la diurèse augmente; la circonférence du côté malade du thorax diminue. Souvent la ponction est immédiatement suivie de la résorption spontanée et complète de l'exsudat.

II. *La thoracocentèse dans les empyèmes* est seulement indiquée lorsqu'elle peut être combinée avec *un drainage aspiratif permanent d'après le procédé de Bülau*, autrement elle ne sera qu'une opération préliminaire de la thoracotomie, lorsqu'il y aura danger de mort. L'opération de Bülau ne se fait plus que rarement maintenant. Elle a les mêmes indications que la thoracotomie.

III. *La thoracotomie est indiquée :* 1° Dans les épanchements purulents dès qu'on les a reconnus et si l'état général du malade permet l'opération. Ce n'est que l'empyème métapneumonique des enfants qui autorise à patienter; car, d'après Gerhardt, il fait souvent irruption dans le poumon et peut ainsi guérir spontanément. Mais il ne faut pas, même dans l'empyème méta-pneumonique, attendre plus de trois semaines.

J'ai observé dernièrement un cas de pneumonie centrale localisée dans le lobe supérieur droit, dans lequel la fièvre ne tombait pas ; il se développait petit à petit une matité ayant la forme d'une bande étroite et allant à peu près parallèlement au bord inférieur et antérieur du poumon droit ; au-dessous de la zone de matité on percevait encore le son du poumon normal. Il y avait leucocytose. On diagnostiqua un empyème interlobaire et, à la ponction exploratrice, on trouva du pus. A l'opération (Lotheissen) qu'on fit immédiatement après, on constata la présence d'une collection purulente volumineuse, située en partie entre le lobe supérieur et moyen et en partie en avant du lobe moyen, empyème qui provenait d'un abcès pulmonaire ; la malade est maintenant en voie de guérison ;

2° Dans l'épanchement putride ;

3° Lorsque, depuis assez longtemps, il y a du pus et de l'air dans la cavité thoracique.

Contre-indications de la thoracotomie. — Si l'empyème survient au cours d'une phtisie floride, l'intervention est contre-indiquée, car d'ordinaire elle hâte la fin. Un dépérissement trop grand des forces et des signes de plus en plus prononcés d'affaiblissement du cœur parlent contre une intervention de quelque importance. Une de mes malades cependant atteinte d'empyème de la plèvre, qui, presque moribonde, fut opérée par Lotheissen, doit sa guérison à l'opération.

Les affections graves d'autres organes constituent une contre-indication. Pour ce qui est des empyèmes bilatéraux, relativement rares du reste, les opinions sont partagées. Unverricht croit que ces empyèmes sont toujours encapsulés et peuvent être par conséquent traités des deux côtés par la thoracotomie. Si la tuberculose pulmonaire chronique n'est pas trop avancée elle ne représente pas une contre-indication.

Dangers de l'opération. — Les dangers pendant et après la thoracotomie avec résection des côtes sont en premier lieu causés par l'affection primordiale. S'il s'agit de cas évoluant au cours de maladies pulmonaires graves (tubercule, gangrène, etc.) ou d'affections générales sérieuses, le danger est relativement grand. La thoracotomie sans résection des côtes offre beaucoup de dangers; elle est presque complètement abandonnée.

Succès de la thoracotomie. — Dans beaucoup de cas, notamment s'ils concernent des individus jeunes, on obtient une guérison complète. On a observé la guérison dans au moins les quatre cinquièmes des cas lorsque les malades jeunes et présentant un bon état général ont été opérés à temps (Gerhardt). La durée moyenne du traitement est de six semaines, d'après Schede.

Suites de l'abstention opératoire. — S'il s'agit d'une pleurésie séreuse, l'épanchement s'organise; souvent surviennent des bronchectasies et il se développe une rétraction du thorax. Les épanchements purulents ne se résorbent spontanément que très rarement; exception faite des foyers méta-pneumoniques, ils ne se font jour que rarement dans le poumon ou extérieurement (empyème de nécessité) et occasionnent une fièvre intense continue qui affaiblit le malade; parfois il y a formation de métastases. Des épanchements putrides s'accompagnent de phénomènes septiques suivis de la mort du malade. Si l'exsudat purulent perce au dehors, il s'établit des fistules et des suppurations interminables, et finalement les organes internes subissent la dégénérescence amyloïde.

BIBLIOGRAPHIE

GERHARDT, *Die Pleuraerkrankungen*, F. Enke, 1892.

UNVERRICHT, *Die Krankheiten der Pleura* (*Handbuch der praktischen Medizin* von Ebstein-Schwalbe, 1899, Bd. I).

ROSENBACH, *Die Pleuraerkrankungen* (Nothnagel's *Handbuch der speziellen Pathologie*, Wien).

BAHRGEBUHR, *Chylöse Ergüsse in serösen Höhlen* (*Deutsch. Arch. für klin. Medizin*, Bd. CIV).

KÜMMEL, *Handbuch der praktischen Chirurgie* von Bergmann, Bruns, Mikulicz, Stuttgart, 1900.

SCHEDE, *Chirurgie der Pleura* (*Handbuch der speziellen Therapie* von Penzoldt-Stintzing, Bd. III).

2. — PNEUMOTHORAX

Étiologie. — Le pneumothorax peut se développer à la suite de traumatismes, une ouverture de la paroi thoracique externe se faisant au dehors. Dans d'autres cas ce sont les affections pulmonaires avec destruction de la plèvre qui causent le pneumothorax. Parmi elles il faut citer comme les facteurs les plus importants et les plus fréquents la tuberculose, la gangrène et l'abcès pulmonaires. La bronchectasie, l'infarctus, l'emphysème et les parasites (échinocoque du poumon) occasionnent plus rarement la formation du pneumothorax. Le tube digestif (œsophage, estomac, intestin) peut aussi donner naissance au pneumothorax; enfin il peut survenir aussi à la suite de l'irruption d'un empyème dans le poumon.

Remarques anatomo-pathologiques. — Dans le pneumothorax tout à fait récent les altérations anatomiques sont souvent difficiles à décéler. S'il est plus ancien le poumon est rétracté; tous les organes voisins sont déviés; la plèvre est fortement épaissie et friable. Le pneumothorax est le plus souvent total, quelquefois seulement partiel, lorsque les adhérences empêchent son extension. D'ordinaire la communication avec le poumon (fistule pulmonaire) est ouverte; on parle alors de pneumothorax ouvert; plus rarement elle est fermée (pneumothorax fermé). Dans la cavité pleurale on trouve régulièrement du pus ou du liquide putride, lorsque le pneumothorax existe déjà depuis quelque temps.

Remarques cliniques. — Le pneumothorax se développe d'ordinaire d'une manière aiguë et bruyante avec douleur et dyspnée très intenses; le côté atteint de la poitrine est plus fortement bombé, les espaces intercostaux sont saillants et les organes voisins (cœur, foie, rate, diaphragme) sont fortement déviés. A la percussion on trouve une sonorité remarquable et, en employant un plessimètre, on perçoit à la percussion un son métallique. A l'auscultation, on constate que tous les bruits (toux, voix, respiration) s'accompagnent d'un son métallique net ; les bruits du cœur présentent rarement ce son métallique. Le bruit de goutte tombante (tintement métallique) s'entend assez fréquemment, parfois aussi un bruit analogue à celui qu'on produit en fumant un nargilhé. La succussion hyppocratique qu'on perçoit toujours dans le pneumothorax durant depuis quelques jours est un phénomène très important. Quelquefois (surtout dans le pneumothorax traumatique) tout bruit respiratoire manque du côté atteint. Les liquides dans la cavité pleurale se révèlent à la percussion par la matité dont la limite supérieure et horizontale est suivie de variations selon la position qu'occupe le malade. Le liquide se meut tout à fait librement dans le pneumothorax total et occupe régulièrement le point le plus déclive de la cavité pleurale. La hauteur du bruit varie souvent selon que le malade est debout ou couché (changement de son de Biermer). La limite supérieure du niveau du liquide est habituellement plus élevée que la limite supérieure de la matité.

Dans le pneumothorax ouvert, tous les phénomènes de déplacement manquent, mais les phénomènes métalliques existent le plus souvent ; assez fréquemment on peut entendre aussi le bruit du pot fêlé.

Le pneumothorax partiel s'établit dans une cavité qui, à la suite d'inflammation et d'adhérences préalables des feuillets pleuraux, est en partie oblitéré.. Souvent on rencontre des signes prononcés de déplacement; parfois ils manquent; s'ils sont présents pendant assez longtemps on trouve d'ordinaire un bruit de succussion. A l'examen radiographique le pneumothorax se révèle par une zone claire qui tranche sur les parties voisines.

Diagnostic et diagnostic différentiel. — Lorsque tous les phénomènes du pneumothorax sont bien développés, le diagnostic n'offre pas de doute. Le pneumothorax partiel peut parfois être confondu avec des cavernes pulmonaires, mais au niveau de ces dernières on entend rarement tous les bruits métalliques avec la même netteté que dans le pneumothorax et la succussion hippocratique ne s'observe guère. L'apparition brusque des symptômes, le siège au niveau du lobe inférieur, les phénomènes de déplacement des organes voisins rendent le diagnostic de pneumothorax certain, car on ne rencontre guère des cavernes de ce volume que dans le lobe supérieur où elles ne se développent que petit à petit, sans produire des symptômes de déplacement. Le pyo-pneumothorax sous-phrénique est souvent très difficile à différencier du pneumothorax. L'histoire clinique de la maladie tranchera la question : si au début il s'est agi d'une affection abdominale pouvant occasionner une suppuration les probabilités seront en faveur d'une affection sous-phrénique; rarement dans le diagnostic différentiel interviendront la possibilité d'une distension énorme de l'estomac ou d'une hernie diaphragmatique.

Indications des interventions chirurgicales. — Ces interventions sont pratiquées les unes pour combattre la dyspnée menaçante ; les autres ont pour but de guérir le malade.

Lorsque la dyspnée menace la vie du malade, la thoracocentèse est indiquée. Il vaut mieux enlever de la cavité pleurale du liquide que de l'air. Cette indication vitale s'applique aussi bien pour des malades guérissables que pour les incurables.

Il est impossible d'établir des règles générales pour l'indication de la thoracotomie visant la guérison complète, car la décision dépendra des causes de la maladie, de l'état des forces du malade et d'autres facteurs. Cependant, pour beaucoup de cas, le précepte suivant de Gerhardt sera juste : « le pyo-pneumothorax, qui existe depuis quelques jours et qui ne peut pas être taxé d'emblée d'incurable, nécessite la thoracotomie. » Avant tout ce seront donc les cas de pneumothorax consécutifs à des processus pulmonaires aigus (gangrènes et abcès du poumon) qui seront justiciables d'une opération. Lorsque le pneumothorax s'est développé au cours d'une tuberculose pulmonaire qui n'est pas trop avancée, que l'état général est bon et qu'il n'y a pas de fièvre ni d'autres signes d'un processus floride, l'opération est indiquée.

L'irruption spontanée d'un empyème de la plèvre

avec pneumothorax consécutif indique l'opération presque toujours. J'ai vu cependant guérir spontanément un cas semblable au bout de quelques jours.

Contre-indications. — Si la maladie causale est incurable et très avancée, par exemple une phtisie de troisième degré, un carcinome ulcéré et perforé de l'œsophage, toute intervention chirurgicale de quelque importance est contre-indiquée. Il en est de même du pneumothorax provenant d'un infarctus, car d'ordinaire il existe en même temps des troubles graves de la circulation. Si on soupçonne seulement l'existence d'un pneumothorax à soupape, l'aspiration est contre-indiquée. Le pneumothorax traumatique, notamment celui qui doit son origine à des fractures de côtes, guérit le plus souvent spontanément ; il faut donc s'abstenir, dans cette forme de pneumothorax, de procéder trop tôt à une intervention radicale.

Dangers de l'intervention. — La thoracocentèse simple peut être suivie d'un emphysème cutané étendu lorsque le point de la ponction se trouve au-dessus du niveau du liquide. La thoracotomie avec les lavages consécutifs nécessaires présente les mêmes dangers que l'opération ordinaire de l'empyème. Des troubles nerveux graves, des convulsions, des parésies peuvent survenir à la suite d'embolies; chez des malades affaiblis, il faut aussi mettre en balance le danger de l'anesthésie générale. Chez des tuberculeux on peut voir apparaître (moi-même j'ai vu de ces cas) la tuberculose miliaire immédiatement après l'intervention.

Suites de l'abstention opératoire. — Le pyopneumothorax qui s'établit après des affections pulmonaires aiguës conduit au marasme et présente tous les dangers d'un foyer suppuratif. Le pneumothorax hâte d'ordinaire la fin chez les tuberculeux (d'après West, 90 0/0 des tuberculeux meurent dans le premier mois qui suit l'établissement du pneumothorax). Le pneumothorax chirurgical se termine souvent par la guérison.

Chances du traitement opératoire. — Lorsque la maladie causale est guérissable, notamment dans les processus destructifs aigus du poumon, on obtient souvent une guérison complète par la thoracotomie. Dans les cas d'affections pulmonaires difficilement guérissables ou incurables, la mort survient souvent, malgré l'opération, à une époque plus ou moins éloignée, et elle est causée par des suppurations épuisant le malade, ou par d'autres complications. « Le pronostic de l'opération de l'empyème est par conséquent presque tout à fait subordonné au pronostic de la maladie qui a engendré l'empyème. » (Schede.)

BIBLIOGRAPHIE

GERHARDT, *Die Pleuraerkrankungen*, Stuttgart, 1892. F. Enke.

UNVERRICHT, *Pneumothorax* (*Handbuch der prakt. Medizin* von Ebstein-Schwalbe, 1900, Bd. I).

STINTZING und SCHEDE, *Pneumothorax* (*Handbuch der Therapie innerer Krankheiten* (*Penzoldt-Stintzing*), Bd. III.

BÄUMLER, *Die Behandlung der Pleura-Empyeme bei Lungentuberkulösen* (*Deutsche medizinische Wochenschrift*, 1894, N° 37 u. 38).

3. — HYDROTHORAX

Les **données étiologiques** sont les mêmes que celles de l'anasarque généralisé. On en distingue trois groupes principaux : œdème généralisé dans les maladies du cœur et du poumon, épanchement local consécutif à des tumeurs du médiastin; hydrothorax comme suite de l'hydrémie.

Remarques anatomo-pathologiques. — Les cavités pleurales contiennent des deux côtés, parfois seulement d'un côté, un liquide pauvre en albumine. Les altérations inflammatoires de la plèvre font défaut. La compression des poumons et la déviation du diaphragme vers le bas sont identiques à celles de la pleurésie.

Remarques cliniques. — Les signes de l'extravasation sont les mêmes qu'on observe dans la pleurésie exsudative; les phénomènes inflammatoires cependant manquent et souvent aussi ceux des déplacements des organes voisins. Les conditions de matité dépendent beaucoup de la position qu'occupe le malade; s'il est couché sur un côté, le liquide s'amasse surtout sur ce point; s'il occupe le décubitus dorsal, la matité est surtout intense sur le dos. Le liquide de transsudation est, semble-t-il, plus facilement mobile qu'un liquide d'exsudation et son poids spécifique est au-dessous de 1,014. Relativement souvent dans les différentes affections organiques du cœur, on rencontre seulement un hydrothorax du côté droit qui progresse lentement et qui est assez rebelle à tout traitement interne (D. Gerhardt).

Indications des interventions chirurgicales. — La thoracotomie peut être indiquée :

1° Par la présence d'une hydropisie généralisée et par une gène mécanique intense de la respiration et du fonctionnement du cœur (notamment par suite d'une ascite). La thoracocentèse répond ici à une indication vitale et peut être faite d'un ou des deux côtés;

2° Par le manque de régression d'un hydrothorax bilatéral lorsque, depuis longtemps déjà, les hydropisies générales ont disparu. Si dans ces cas on laisse persister le transsudat, on charge le cœur tellement que de nouveaux troubles de compensation peuvent se développer.

Si ces conditions se renouvellent on doit aussi renouveler la thoracocentèse.

Contre-indications. — Il n'est pas indiqué de répéter les thoracocentèses sans avoir au préalable institué un traitement interne (digitale).

Suites de l'abstention opératoire. — Dans les cas d'hydropisie généralisée, on hâte la fin si on n'opère pas et on aggrave inutilement les souffrances du malade. Dans les cas d'arrêt de la résorption de l'hydrothorax la temporisation crée de nouveaux troubles de compensation.

Dangers de l'intervention. — Il peut survenir immédiatement après la ponction un œdème pulmonaire aigu, une insuffisance cardiaque des plus graves et même une paralysie complète du cœur.

Suites de l'opération. — L'hydrothorax disparu, les conditions générales de la circulation s'amendent, et les remèdes cardiaques donnés jusqu'alors sans succès exercent leur maximum d'action.

BIBLIOGRAPHIE

GERHARDT, *Pleurakrankheiten (Deutsche Chirurgie)*. Stuttgart, 1892.

KÜMMEL, *Die Krankheiten der Pleura (Handbuch der prakt. Medizin, herausgegeben* von Ebstein-Schwalbe, Bd. I).

4. — TUMEURS DE LA PLÈVRE

Remarques anatomo-pathologiques. — Les tumeurs de la plèvre peuvent être primitives ou secondaires. Les tumeurs primitives progressent surtout en surface et représentent des épaississements denses et étendus; ce sont les endothéliomes primitifs; les tumeurs secondaires de la plèvre coexistent généralement avec des localisations semblables dans les poumons. L'épanchement pleural, presque toujours symptomatique des tumeurs, est souvent hémorragique.

Remarques cliniques. — Le plus souvent l'affection est marquée par un épanchement volumineux qui se développe sans fièvre et, en peu de temps, acquiert un gros volume, provoque des phénomènes de déplacement considérable, et, lorsqu'on l'enlève par ponction, se reproduit vite. L'épanchement devient souvent hémorragique. Dans un de mes cas, il est seulement devenu hémorragique après la troisième ponction. Dans le liquide retiré par la ponction on peut découvrir des fragments de la tumeur ou des amas particuliers de cellules qui m'ont permis dans plusieurs cas de poser le diagnostic. Lorsqu'on constate un gonflement de ganglions sus-claviculaires et un amaigrissement rapide, et que la matité persiste sur des points atypiques après la ponction, le diagnostic de néoplasme devient probable. Le diagnostic se confirme s'il apparaît des crachats d'un rouge clair (indiquant une localisation néoplasique au poumon) et si on constate des nodules métastatiques d'inoculation à croissance rapide le long du trajet de la ponction. J'ai observé deux fois ces métastases par inoculation. Dans un de ces cas, une tumeur grosse comme une noisette s'était développée dans la paroi du canal de la piqûre, au bout de quarante-huit heures seulement.

Indications des interventions opératoires. — Il n'y a pas lieu de penser à une opération radicale de tumeur primitive. On procèdera seulement à la thoracocentèse pour répondre à l'indication vitale. Il sera utile d'espacer les ponctions le plus possible, car le liquide se collecte souvent avec une grande rapidité; la perte en albumine produite par la thoracocentèse est considérable, et les interventions répétées peuvent hâter la mort du malade. L'envahissement secondaire de la paroi ne constitue pas de contre-indication contre le traitement opératoire, s'il y a des douleurs très pénibles ou des phénomènes qui menacent immédiatement la vie; il faut même opérer alors qu'il existe des métastases (Amburger).

Dangers et suites fâcheuses de l'opération. — Ils sont plus grands que dans les simples épanchements; le collapsus après la ponction s'observe assez souvent par suite de l'hémorragie secondaire dans la cavité pleurale. Dans les localisations pleurales secondaires les métastases contre-indiquent en général l'intervention opératoire.

BIBLIOGRAPHIE

UNVERRICHT, *Krebsige Pleuraergüsse* (*Zeitschrift f. klin. Medizin*, Bd. IV).

v. WEISMAYER, *Tumoren der Pleura*, Wien, 1897.

ZAGARI, *Tumori maligni primari della pleura*, Napoli, 1896.

ROSENBACH, *Krankheiten des Brustfells* (Nothnagel's *Handbuch der spez. Pathologie und Therapie*, Bd, XIV. I. Hälfte),

AMBURGER, *Brustwandgeschwülste* (*Beiträge zur klin. Chirurgie*, Bd. 30).

MALADIES DU MÉDIASTIN

1. — MÉDIASTINITE SUPPURATIVE

Étiologie. — D'après Hoffmann on peut distinguer trois grands groupes étiologiques : inflammations d'organes voisins et propagation de l'inflammation au médiastin ; formation de métastases ; forme traumatique. Le plus souvent la suppuration est due à la tuberculose ; plus rarement elle se développe à la suite de corps étrangers de l'œsophage ou de néoplasmes de ce dernier. On observe la médiastinite suppurative assez souvent à la suite de la migration de pus venant du cou ou de la cavité buccopharyngée, ou partant de la colonne vertébrale. Parfois la suppuration est due à une perforation du poumon ou à un abcès sous-phrénique. On a vu des métastases dans l'érysipèle et dans la fièvre typhoïde ; j'ai vu deux cas de médiastinite suppurative au cours de la syphilis.

Remarques anatomo-pathologiques. — La collection de pus semble se rencontrer plus fréquemment dans le médiastin antérieur que dans le postérieur (Hare). De grandes cavités purulentes se forment ; elles ont une tendance à faire irruption dans les organes voisins ou par la peau du dehors. D'ordinaire, il s'agit de lésions compliquées qui n'intéressent pas seulement le médiastin. Souvent on n'y trouve pas seulement du pus mais aussi un liquide putride.

Symptômes et diagnostic. — Les collections de pus dans le médiastin, qui sont d'ailleurs assez rares, provoquent presque toujours de la fièvre; si elles sont de nature tuberculeuse, l'élévation de température n'est parfois que minime. La douleur, notamment la « douleur pulsatile » se rencontre fréquemment, mais pas toujours dans les affections suppuratives du médiastin. Dans deux de mes observations elle manquait complètement. Le sternum peut-être sensible à la pression et les téguments présternaux montrer de la rougeur et de l'œdème. A l'examen radiographique on verra parfois une ombre assez volumineuse qui sera imputable à une collection de pus. Plusieurs fois j'ai observé de la matité dans le premier et le dernier espace intercostal. On note encore des symptômes d'une affection rétrécissant le médiastin, symptômes d'une grande variabilité. Aucun des organes situés dans le médiastin ou le traversant ne reste guère complètement indemne, bien que les divers cas se comportent d'une manière différente. Dans deux de mes observations le laryngoscope fit découvrir un rétrécissement de la trachée dont la cause devint seulement évidente, lorsque, une grande quantité de pus ayant fait irruption dans la trachée, les symptômes médiastinaux disparurent. Il peut y avoir de la paralysie du récurrent, des symptômes œsophagiens, des troubles du côté du cœur, des stases dans les veines du cou, etc. On observe relativement souvent, aussi bien dans les abcès tuberculeux que dans les collections purulentes non tuberculeuses, l'ouverture à travers les téguments dans un espace intercostal. Cette ouverture est précédée par la formation d'une tuméfaction fluctuante.

Dans la plupart des cas, la médiastinite suppurative est fatale, en raison de la gravité de l'affection causale. Parfois l'abcès guérit après s'être vidé, ou bien il devient chronique.

Indications des interventions chirurgicales. — Dès qu'une suppuration du médiastin peut être diagnostiquée avec grande vraisemblance, que le foyer suppuratif est accessible et que le malade n'est pas trop affaibli, on doit évacuer le foyer. Existe-t-il une lésion des os voisins du médiastin (sternum, colonne vertébrale), un corps étranger enclavé dans l'œsophage provoque-t-il une forte fièvre et des symptômes indiquant la présence d'une tumeur qui comprime le médiastin, le diagnostic devient certain et l'opération nécessaire. Mais ces indications ne se posent que dans une partie des cas. Souvent l'ouverture opératoire du médiastin — le cas échéant en pratiquant la trépanation du sternum ou la résection des côtes — deviendra seulement urgente lorsqu'un œdème inflammatoire apparaîtra sur un point déterminé de la paroi thoracique, ou qu'un abcès par congestion indiquera l'existence d'un foyer suppuratif situé plus haut; de même quand on aura découvert une carie osseuse ou un corps étranger de l'œsophage.

Contre-indications. — Le siège exact du pus ne peut-il être établi avec certitude et la suppuration du médiastin ne représente-t-elle qu'une localisation métastatique à côté de métastases semblables, l'affection causale présente-t-elle enfin un pronostic absolument néfaste, l'opération se trouve contre-indiquée. Bien entendu, on n'opérera pas non plus lorsque l'état général du malade est très mauvais.

Succès de l'opération. — Il peut y avoir guérison complète; mais dans d'autres cas, alors même que l'opération a parfaitement réussi, la suppuration peut progresser et amener la mort du malade. Le succès de l'intervention opératoire est donc très aléatoire. Dans un cas que j'ai observé dernièrement, l'opération, malgré ses suites heureuses immédiates, n'a pas réussi à arrêter les progrès de la suppuration.

BIBLIOGRAPHIE

HOFMANN, *Erkrankungen des Mediastinums* (Nothnagel's *Handbuch der spez. Pathologie und Therapie*, 1897).

HARE, *The pathology, clinical history and diagnosis of affektions of the mediastinum*. Philadelphia, 1889.

Enderlen, *Ein Beitrag zur Chirurgie des hinteren Mediastinums* (*Deutsche Zeitschrift f. Chirurgie*, Bd. CXI).
Huismans, *Mediastinale Erkrankungen.* (*Wiener klin. Rundschau*, 1901, No. 37).

2. — TUMEURS DU MÉDIASTIN

Remarques anatomo-pathologiques. — Les tumeurs du médiastin peuvent être divisées en tumeurs primitives et secondaires. Seules les tumeurs primitives sont justiciables d'une intervention opératoire. Les tumeurs primitives sont de nature maligne ou bénigne. Les lymphosarcomes sont souvent très volumineux et peuvent en proliférant occuper tout le médiastin et englober la trachée et les vaisseaux dans une gaine de masses dures et compactes. Les sarcomes font de bonne heure irruption dans la trachée ou dans les bronches. Les carcinomes sont d'ordinaire secondaires.

Les tumeurs bénignes sont plus rares que les tumeurs malignes. En groupant les premières d'après leur fréquence il faut mentionner en premier lieu les goitres endothoraciques ; viennent ensuite les kystes dermoïdes, les fibromes, les lipomes, les kystes hydatiques. Les goitres endothoraciques peuvent avoir un siège rétrosternal comprimant d'un côté la veine anonyme et d'un autre côté la trachée, ou bien ils ont un siège rétro-claviculaire ; dans ce cas ils s'étendent de préférence dans la cavité thoracique comprimant le poumon. Le goitre endothoracique est souvent en communication avec la glande thyroïde par un pédicule plus ou moins épais. Quelquefois on rencontre deux goitres endothoraciques qui tous les deux sont en communication avec la glande thyroïde.

Les kystes dermoïdes se trouvent toujours dans la moitié supérieure du médiastin antérieur et s'étendent presque toujours seulement vers une moitié du thorax. Ils peuvent atteindre un volume considérable, se font parfois jour au niveau du cou ou de l'espace intercostal et peuvent faire irruption dans une bronche ou dans la cavité du péricarde ou dans un gros vaisseau. Ces tumeurs contiennent une masse visqueuse, souvent huileuse dans laquelle on trouve des cheveux, du cartilage, de l'os, des dents et de la cholestérine. Fréquemment elles sont adhérentes aux organes voisins.

Les lipomes peuvent en s'accroissant aller hors du médiastin et traverser un espace intercostal.

Remarques cliniques. — Les tumeurs du médiastin donnent naissance à des phénomènes extraordinairement variables. En outre des signes généraux qu'on rencontre seulement dans les tumeurs malignes il y a toute une série de symptômes locaux importants. Principalement se développent au niveau de la paroi thoracique antérieure des ectasies veineuses, parfois même des œdèmes. La tumeur est quelquefois palpable en enfonçant le doigt le long de la jugulaire dans le cas de goitre endothoracique ; on peut presque toujours toucher un cordon qui descend du goitre pour disparaître derrière le sternum ou derrière la clavicule. On trouve d'ordinaire de la matité juxtasternale dans les premiers espaces intercostaux. Souvent il y a de la dyspnée. Fréquemment on constate la compression de la trachée, des bronches et des autres parties du médiastin (compression de l'œsophage, des troncs nerveux traversant le médiastin, etc.). L'intumescence des ganglions du cou ne s'observe que dans les tumeurs malignes. Un des symptômes concomitants fréquents est l'épanchement pleural. Bien des fois on a observé la voussure de la paroi thoracique même quand il n'existe pas d'épanchement pleural, notamment dans les kystes dermoïdes. Ces derniers se font souvent jour dans les bronches et le malade crache alors des amas de poils ; ou bien ils s'ouvrent au dehors, évacuant une masse huileuse, visqueuse ; la fistule se ferme parfois pour se rouvrir quelques temps après.

Diagnostic. — Il est de la plus haute importance de diagnostiquer assez tôt les tumeurs bénignes du médiastin antérieur. Elles se distinguent d'habitude par leur croissance lente et par l'absence de symptômes de compression survenant brusquement. Un goitre du cou qui se laisse poursuivre jusque derrière le sternum parlera bien entendu en faveur d'un goitre rétrosternal. Un kyste dermoïde peut parfois être reconnu par une ponction exploratrice, comme dans un cas qui a été dernièrement observé dans une clinique de Vienne (Türk). Dans d'autres cas le diagnostic se fera par l'examen de la sécrétion d'une fistule récente ou par le fait de ce qu'un malade jeune présentant les phénomènes d'une tumeur médiastinale a craché des poils. L'examen radioscopique nous a laissé en défaut dans un cas dans lequel nous tenions à être renseigné sur la nature de la tumeur.

Les difficultés du diagnostic différentiel sont très grandes lorsqu'il s'agit d'exclure un anévrysme et une pleurésie ou un empyème enkystés. C'est surtout cette dernière affection qui est confondue avec le kyste dermoïde. Parfois il peut y avoir confusion avec une bronchectasie (après l'irruption dans une bronche).

Indications des interventions chirurgicales. — Le diagnostic de tumeur bénigne du médiastin antérieur est-il extrêmement probable l'intervention opératoire est indiquée à moins que la faiblesse du malade soit trop grande ou que la tumeur soit trop volumineuse. On a cependant déjà enlevé de très grosses tumeurs du médiastin comme par exemple un kyste dermoïde énorme (v. Eiselsberg-Türk).

Contre-indications. — Dans les cas non urgents de goitres endothoraciques ou d'autres tumeurs il faut, avant l'opération, essayer le traitement opothérapique thyroïdien. Dans un de mes cas les plus graves j'ai vu disparaître presque complètement tous les symptômes après avoir usé de ce traitement. Lichtwitz et Sabrazès ont rapporté un cas de goitre plongeant, ayant déterminé des accès de suffocation menaçants, qui a guéri par la médication thyroïdienne. Quelquefois, dans les gonflements ganglionnaires syphilitiques le traitement spécifique peut être suivi d'une régression des phénomènes. Les symptômes qui rendent probable l'existence d'une tumeur maligne du médiastin, tels que la cachexie progressive, les engorgements ganglionnaires et la constatation d'autres tumeurs analogues en d'autres points contre-indiqueraient l'opération qui n'aurait aucune chance de succès.

Risques et succès de l'opération. — Les dangers de l'opération radicale sont très grands à cause du voisinage d'organes importants. On connaît cependant déjà un assez grand nombre de cas de tumeurs du médiastin (goitre, kystes dermoïdes, lipome) qui ont été opérés avec succès. Dans plusieurs cas de kyste dermoïde avec adhérences secondaires très étendues on s'est contenté d'inciser le kyste et de le drainer. Une telle intervention offre bien moins de danger mais n'a pas les mêmes chances de succès.

Suites de l'abstention opératoire. — Les tumeurs bénignes elles aussi occasionnent la mort, mais d'une manière purement mécanique. Tous les cas de kystes dermoïdes observés jusqu'à présent laissés inopérés sont morts de l'affection elle-même ou de complications graves (Ekehorn). Il y a des cas cependant, dans lesquels l'existence de la tumeur est compatible avec une durée relativement longue de la vie. J'ai actuellement une malade en observation chez laquelle on avait trouvé, il y a déjà sept ans, comme cause de sa sténose trachéale, une tumeur du médiastin; la malade est encore en assez bon état et la tumeur volumineuse ne provoque que peu de symptômes locaux.

BIBLIOGRAPHIE

HOFFMANN, *Krankheiten des Mediastinums* (Nothnagel's *spez. Pathologie und Therapie*, Bd. XIII).

WUHRMANN, *Endothorakale Strumen* (*Deutsche Zeitschrift für Chirurgie*, Bd. XCIII).

E. PFLANZ, *Dermoidcysten des Mediastinum anterius* (*Zeitschrift für Heilkunde*, Bd. XVII).

EKEHORN, *Die Dermoidcysten des Mediastinum anterius* (*Archiv für klin. Chirurgie*, Bd. CVI).

GUSSENBAUER, *Lipom des Mediastinums* (*Archiv für klin. Chirurgie*, Bd. XCIII).

MALADIES DE L'APPAREIL CIRCULATOIRE

1. — PÉRICARDITE

Étiologie. — Le plus souvent la péricardite est provoquée par le rhumatisme articulaire aigu, la tuberculose et des pleuropneumonies; puis viennent les maladies infectieuses aiguës : septicémies, fièvre scarlatine ; les dyscrasies dont il faut citer surtout le scorbut, l'hémophilie, la carcinose, le mal de Bright. L'infection directe du péricarde (péricardite idiopathique) par la voie sanguine semble être possible. Des processus suppuratifs et putrides (bronchectasie, gangrène du poumon, abcès sous-phrénique, carcinome de l'œsophage, empyème, médiastinite, etc.) au voisinage du péricarde, sont à l'origine de la péricardite purulente ou putride.

Remarques anatomo-pathologiques. — L'inflammation peut se manifester uniquement par la formation de pseudomembranes sur la séreuse (péricardite sèche) ; ou bien il peut se collecter un épanchement inflammatoire (péricardite exsudative). Cet épanchement peut être séreux, hémorragique, purulent ou putride. Le cœur d'habitude est baigné par l'épanchement. Celui-ci semble se produire surtout et tout d'abord entre les gros vaisseaux et dans l'angle ménagé entre le cœur et le foie. Quand le péricarde se distend, le liquide s'amasse derrière le cœur. La quantité de liquide épanché peut aller jusqu'à 1.500 centimètres cubes et même jusqu'à 2.000 centimètres cubes. Le myocarde présente d'ordinaire des lésions inflammatoires. Lorsque le processus guérit spontanément on rencontre souvent une symphyse du péricarde.

Remarques cliniques. — L'affection est caractérisée par l'apparition de bruits de frottement qui ne sont pas complètement isochrones avec les phases du cœur, qui sont absolument indépendants de la respiration et qui subissent un renforcement par la pression du stéthoscope sur la paroi thoracique. L'épanchement remplit d'abord l'angle cardio-hépatique et soulève la base du cœur, plus tard la matité du cœur dépasse vers la gauche le siège de la pointe et offre une configuration presque triangulaire à large base. La matité augmente avec la durée de l'affection. A gauche, en arrière et en bas on trouve, d'habitude, de bonne heure, à la percussion, un son tympanique et de la diminution du murmure vésiculaire. Très souvent on constate de la pleurésie à côté de la péricardite. Les veines du cou sont ordinairement turgides. La fièvre existe souvent, mais pas toujours; le pouls, dans les épanchements volumineux, devient petit et irrégulier.

L'épanchement péricarditique met des semaines à régresser; les gros épanchements provoquent souvent la mort. La péricardite suppurative, alors même que l'épanchement n'est pas considérable, est d'un pronostic néfaste. Les péricardites rhumatismales présentent le meilleur pronostic ; l'inflammation se termine par des adhérences des feuillets du péricarde.

Diagnostic différentiel. — La péricardite externe se reconnaît par le fait que le bruit de frottement est influencé par les mouvements respiratoires. Souvent il est difficile de distinguer les bruits du péricarde de ceux de l'endocarde lorsqu'il y a en même temps dilatation du ventricule droit. Le caractère du bruit de frottement, sa localisation exacte sur un point déterminé, le fait qu'il n'est pas absolument isochrone avec les phases du cœur, le renforcement du bruit par la pression du thorax rendent le diagnostic certain. Le cas échéant on mettra le malade en observation pendant plusieurs jours. Dans les cas douteux les signes les plus certains sont, d'après Romberg, l'augmentation graduelle de la matité et le rapprochement frappant des limites de la matité absolue et de la matité relative du cœur.

Indications des interventions chirurgicales. — L'ouverture du péricarde par la ponction est absolument indiquée lorsque le cœur, comprimé par un épanchement volumineux, commence à fléchir (indication vitale).

Un gros épanchement qui a résisté pendant longtemps à toutes les médications et qui affaiblit de plus en plus le malade est justiciable de la ponction évacuatrice.

Un épanchement purulent et putride exige l'ouverture large de la cavité péricardique, à moins que l'état général du malade soit trop mauvais. Pour se rendre compte de la qualité de l'épanchement, il est utile de faire au préalable une ponction exploratrice. Il est probable qu'on a affaire à une péricardite suppurative lorsque la cavité pleurale contient aussi du pus et qu'il existe un œdème inflammatoire de la paroi thoracique.

Contre-indications. — D'autres maladies très sérieuses coexistant avec la péricardite, telles que affections valvulaires graves, néoplasme, phthisie et mal de Bright très avancés militent contre l'opération.

Dangers de l'opération. — Ils sont assez grands, car, d'habitude, le myocarde participe à l'inflammation. Parfois on a blessé, pendant la ponction, l'artère mammaire interne et, ce qui est plus grave, le ventricule droit. Un accident fâcheux et dangereux qui peut suivre l'opération est l'oblitération du péricarde.

Chances de l'opération. — Dans beaucoup de cas désespérés on a pu guérir le malade par l'opération. Sur 100 cas opérés on a noté 47 guérisons et 53 morts (v. Schrötter) ; il faut dire, il est vrai, que jusqu'à présent on n'a opéré que les cas les plus graves.

BIBLIOGRAPHIE

v. Schrötter, *Erkrankungen des Herzbeutels* (Nothnagel's *Handbuch ;* Wien 1894, Bd. XV, 2. Teil).

Romberg, *Krankheiten des Herzbeutels* (*Spez. Pathologie u. Therapie* von Ebstein-Schwalbe ; Stuttgart, 1899, Bd. I).

V. Eiselsberg, *Incision des Herzbeutels* (*Wiener klinische Wochenschrift*, 1895, No. 2).

2. — ANÉVRYSME

Étiologie. — Le facteur étiologique le plus important est l'artériosclérose, ce qui explique la rareté relative des anévrysmes chez les sujets jeunes. Toutes les influences favorisant la production de l'athéromasie (alcoolisme, surmenage physique, etc.) ont par conséquent aussi une influence sur la genèse des anévrysmes. Parmi les autres facteurs étiologiques il faut mentionner la syphilis et les traumatismes ; qu'il s'agisse d'un seul traumatisme grave ou de traumatismes légers souvent répétés. Les embolies des petites artérioles peuvent occasionner la dilatation des vaisseaux (anévrysmes emboliques), il en est de même de l'érosion de dehors en dedans (anévrysmes par érosion).

Remarques anatomiques. — On désigne du nom d'anévrysme seulement la dilatation circonscrite d'une artère, tandis que les dilatations diffuses des artères telles qu'on les trouve d'ordinaire dans l'insuffisance aortique et dans l'athérome ne sont pas considérées comme anévrysmatiques. Toutes les tuniques vasculaires constituant la paroi de l'artère peuvent participer à la formation d'anévrysmes (anévrysmes vrais) ou seulement une partie d'entre elles et le tissu ambiant (faux anévrysmes). Les dilatations aortiques sont fusiformes ou sacciformes. Dans les anévrysmes fusiformes on trouve rarement des coagulations et des thromboses qui sont au contraire fréquentes dans les anévrysmes sacciformes; les thrombus ont cependant peu de tendance à s'organiser. Le sac est parfois en communication avec l'artère par une ouverture large, quelquefois seulement par une une fente étroite; à l'entour il est souvent étroitement soudé aux parties voisines et provoque l'usure des os qui sont en contact avec lui.

Les dilatations de l'aorte représentent environ la moitié de tous les cas d'anévrysmes chez l'homme. Ces anévrysmes peuvent exercer une influence sur toutes les parties du médiastin : il peut se produire des adhérences, des compressions ou enfin de l'usure des côtes, de la clavicule, de la colonne vertébrale. Dans les anévrysmes volumineux on trouve à la place d'un sac une dilatation secondaire ou tertiaire de la tumeur (anévrysme secondaire) qui est en communication avec le premier anévrysme soit par une ouverture large soit par une ouverture étroite.

Lorsqu'un anévrysme de l'aorte a percé la paroi thoracique il s'agit presque toujours d'une dilatation secondaire d'un anévrysme sacciforme, fait qui a une grande importance pour l'indication d'une intervention chirurgicale.

Dans le voisinage d'un anévrysme on trouve presque toujours un développement exubérant de tissu conjonctif qui renforce sa paroi et s'oppose à sa rupture hâtive sans cependant pouvoir l'empêcher à la longue. L'irruption des anévrysmes de l'aorte se produit à l'extérieur ou dans une cavité séreuse ou dans le poumon. L'irruption dans une veine voisine produit l'anévrysme artérioso-veineux; la rupture de la tunique interne l'anévrysme disséquant qui siège dans la paroi de l'artère elle-même.

Les vaisseaux qui naissent près de l'anévrysme subissent également des variations considérables. La lumière de ces vaisseaux peut être rétrécie sous forme d'une fente par suite de leur tiraillement, ces vaisseaux peuvent être obstrués en partie par des phénomènes de thrombose et d'endartérite et comprimés directement par l'anévrysme.

Les guérisons spontanées des anévrysmes sont excessivement rares.

Remarques cliniques. — La symptomatologie des anévrysmes est extrêmement variable.

Les *anévrysmes de l'aorte ascendante et de la crosse de l'aorte* se traduisent, comme toutes les autres tumeurs vasculaires, par des symptômes subjectifs et objectifs. Parmi les premiers, il faut noter les douleurs et souvent les accès d'*angor pectoris*; aux phénomènes objectifs appartiennent, d'une part, les symptômes de déplacement et de compression des organes voisins et, d'autre part, le développement d'une tumeur pulsatile aux dépens du vaisseau.

Tant que l'anévrysme est encore caché dans la cavité thoracique il n'est fréquemment découvert que par hasard, soit à l'examen radiographique, soit à la percussion, soit à l'occasion d'un examen laryngoscopique. L'accentuation prononcée du premier ou du deuxième bruit du cœur au niveau du trajet de l'aorte ou des bruits surajoutés au même niveau doivent toujours faire soupçonner la présence d'un anévrysme. La constatation d'une zone de matité dans le premier et dans le deuxième espace intercostal à côté du sternum, des pulsations très marquées dans la région du tronc des jugulaires, le soulèvement pulsatile de l'extrémité supérieure du sternum ou du côté droit du manubrium sont des signes importants d'anévrysme. A côté de ces symptômes, ou indépendamment d'eux, il peut y avoir de grandes différences dans l'état de réplétion des carotides ou des sous-clavières; plus rarement on observe un retard notable du pouls dans la radiale gauche par rapport au pouls de la radiale droite. Souvent il existe une paralysie de la corde vocale gauche (nerf récurrent), une saillie circonscrite pulsatile de la paroi trachéale, une broncho-sténose gauche, une oscillation descendante systolique du larynx (symptôme d'Oliver-Cardarelli), une sténose plus ou moins complète de l'œsophage. La sensibilité à la pression et la raideur de quelques parties de la colonne vertébrale associées à des douleurs intercostales ou en ceinture indiquent l'usure des vertèbres.

Lorsqu'il y a usure du sternum et des côtes l'anévrysme (presque toujours sacciforme) fait saillie sous l'aspect d'une tumeur pulsatile, hémisphérique non seulement animée de battements transmis par l'anévrysme mais présentant aussi une expansion systolique. Lorsqu'il y a broncho-sténose (provoquée surtout par l'anévrysme sacciforme de la crosse aortique), il se produit du cornage, la respiration est affaiblie dans le lobe inférieur gauche et le poumon gauche reste en retrait pendant la respiration. Plusieurs fois on a observé dans les anévrysmes de la crosse de l'aorte la paralysie du sympathique gauche; la compression des veines est remarquablement rare, même quand la poche anévrysmatique est énorme.

Plus rares sont les *anévrysmes de l'aorte thoracique;* ils peuvent se traduire par les symptômes susmentionnés mais ils ne s'accompagnent que d'une matité circonscrite. Parfois les anévrysmes ont une forme très allongée : j'ai vu un anévrysme étroit qui partait de la crosse aortique, à côté de la gaine vasculaire de la carotide et qui s'étendait jusqu'au tiers supérieur de la trachée. Dans ce cas la mort est survenue par rupture dans la trachée.

Les *anévrysmes de l'aorte abdominale* sont très rares; on peut souvent les reconnaître par la palpation et par la constatation de bruits vasculaires.

Diagnostic et diagnostic différentiel. — Les cas d'anévrysme de l'aorte justiciables d'une intervention opératoire ne peuvent pas être confondus avec beaucoup d'autres affections. Un simple athérome de l'aorte n'occasionne pas de saillie et d'usure du sternum. Des tumeurs vasculaires sont parfois très difficiles à différencier d'anévrysmes ayant érodé la paroi thoracique. La dilatation prononcée des veines de la paroi thoracique, la participation des ganglions, la constatation de tumeurs secondaires, la cachexie survenant rapidement, un léger souffle systolique ou diastolique au niveau du néoplasme parlent en faveur du diagnostic de tumeur. L'absence de mouvement d'expansion de la tumeur simplement ébranlée dans sa masse infirmera le diagnostic d'anévrysme. Il en est de même de certains abcès : parfois ils présentent des pulsations qui leur sont transmises par l'aorte. Un empyème pulsatile qui va se faire jour à l'extérieur se laisse d'ordinaire reconnaître lorsqu'on tient compte des commémoratifs, de la position du cœur et du résultat de la ponction exploratrice.

Indications des interventions chirurgicales. — Chez les malades atteints d'anévrysme on a jusqu'à présent tenté plusieurs interventions qui, eu égard à leur gravité, répondent à des indications différentes. Une guérison presque complète de l'anévrysme de l'aorte peut se produire, dans des cas rares, grâce à la réplétion de la partie dilatée de l'artère par des caillots qui s'organisent *in situ*. Une telle guérison ou amélioration ne s'observe que dans les anévrysmes sacciformes en communication avec l'artère par un canal étroit. Dans les anévrysmes fusiformes la guérison est excessivement rare. Lorsqu'un sac anévrysmal a déjà subi des dilatations secondaires, fait qu'on rencontre presque toujours dans les anévrysmes assez volumineux ayant produit l'usure de la paroi thoracique antérieure, il n'y a guère de chances de guérison, bien que des améliorations soient parfois possibles. Néanmoins, lorsque le malade souffre beaucoup, la possibilité de le soulager et de faire disparaître quelques-uns des symptômes inquiétants doit nous engager à tenter l'opération.

L'intervention opératoire se trouve donc, dans une certaine mesure, indiquée (sans que l'indication soit péremptoire) lorsque l'examen permet de présumer avec la plus grande vraisemblance que la dilatation est sacciforme avec canal de communication étroit; l'examen radiographique peut ici être d'un grand secours. D'autres points importants sont encore à considérer : il ne faut pas que l'anévrysme soit caché dans la profondeur; il doit être accolé à la paroi thoracique ou même saillir hors du thorax[1], en avant ou en haut; on ne constatera ni

1. Quelques auteurs ne demandent même pas cette condition et conseillent de faire l'opération alors même que l'anévrysme ne dépasse pas la paroi thoracique.

déchéance ni affaiblissement du myocarde, ni athérome trop étendu; enfin on aura préalablement eu recours au traitement médical.

L'opération radicale de Brasdor (ligature de la carotide primitive ou de la sous-clavière ou des deux à la fois afin de ralentir la circulation du sang dans le sac anévrysmal aortique et afin de produire une coagulation dans ce sac), n'exige pas la constatation d'une dilatation sacciforme du vaisseau et peut être tentée dans les cas où la preuve d'un pertuis étroit reliant la dilatation au vaisseau n'a pu être faite.

L'acupuncture, la galvanopuncture, l'introduction de corps étrangers tels que crins de Florence, fils d'argent, ressorts de montre, etc., ont toutes la même indication. Il faut que l'anévrysme fasse saillie au dehors, que l'état général soit assez satisfaisant, que les autres altérations vasculaires ne soient pas trop avancées et que l'anévrysme communique avec le vaisseau seulement par un goulot étroit. L'état subjectif du malade sera décisif pour l'opportunité de l'opération. Des troubles insupportables justifieront la tentative opératoire qui aura cependant pour elle peu de chances de succès.

Les injections sous-cutanées de gélatine peuvent être employées dans tous les cas d'anévrysmes, quels que soient leur espèce et leur siège; cependant, d'après Sorgo les anévrysmes sacciformes seraient seuls influencés favorablement par ce procédé.

Contre-indications. — Elles ont été déjà discutées en grande partie à l'occasion des indications. Lorsque la paroi de l'anévrysme est trop mince, l'opération de Brasdor est contre-indiquée à cause du danger de la rupture du sac. Les affections valvulaires, un volume trop considérable de l'anévrysme constituent également une contre-indication. Lorsqu'il y a compression de la trachée il faut s'abstenir de faire la trachéotomie, car souvent il survient de l'usure de la paroi trachéale suivie d'une hémorragie mortelle dans les voies aériennes. J'ai observé deux fois cette issue fatale quelques jours après avoir fait la trachéotomie.

Les injections de gélatine sont contre-indiquées chez les malades atteints d'une affection rénale.

Dangers des interventions opératoires dans les « anévrysmes internes ». — D'après ce que l'on sait actuellement, il n'y pas trop à redouter, dans l'application de la galvanopuncture ou de l'introduction des corps étrangers, qu'une hémorragie profonde s'établisse dans la plaie du sac anévrysmal. Par contre, lorsqu'il y a communication large de l'anévrysme avec le tronc du vaisseau il est à craindre que les caillots ou les corps étrangers soient charriés par le courant sanguin et produisent des embolies artérielles, Dans l'opération de Brasdor il faut penser au gros danger que présente la ligature de la carotide (ramollissement étendu du cerveau) et celle de la sous-clavière (gangrène). A la suite des injections de gélatine des thromboses étendues de vaisseaux périphériques peuvent survenir et, si on ne prend pas toutes les précautions nécessaires, le tétanos peut en résulter.

Chances de l'opération. — L'espoir de guérir le malade est minime, qu'on emploie n'importe quelle méthode opératoire. Cependant, on a souvent obtenu une amélioration importante qui a duré plusieurs années. Dans un cas de Stewart-Salinger (galvanopuncture) l'amélioration se maintint pendant trois ans; dans le cas de Bäumler (acupuncture appliquée après l'opération de Brasdor) plus de deux ans. On a rapporté plusieurs faits de guérison à la suite de l'opération de Brasdor; les chances de cette opération sont surtout bonnes lorsque le cas concerne un anévrysme du tronc innominé. Dans beaucoup de cas l'intervention opératoire n'influence pas ou influence défavorablement le processus morbide.

Évolution de l'anévrysme livré à lui-même sans intervention opératoire. — Dans des cas très rares la guérison peut survenir spontanément ou à la suite d'un traitement médical; parfois on peut obtenir un arrêt ou une amélioration passagère du processus morbide durant longtemps en ordonnant au malade certaines mesures diététiques (cure de Tuffnell, etc.) ou une médication interne. Dans la grande majorité des cas l'anévrysme des gros vaisseaux a une issue fatale par suite de la rupture du sac ou de complications de nature diverse.

BIBLIOGRAPHIE

V. SCHRÖTTER, *Die Erkrankungen der Gefässe* (Nothnagel's *Handbuch der spez. Pathologie und Therapie*, Bd. XV, Wien 1899, III Teil).

Ch. BÄUMLER, *Die Behandlung der Aneurysmen* (*Handbuch der Therapie* von Penzoldt-Stintzing, 2 Aufl., Jena 1898, Bd. III).

ROMBERG, *Die Krankheiten der Gefässe* (*Handbuch der praktischen Medizin* von Ebstein-Schwalbe, Stuttgart 1898 Bd. I).

QUINCKE, *Aneurysmen*, *Ziemssen's Handbuch*, (Bd. V).

STEWART-SALINGER, *On the tratement of aneurysma, etc.* (*Brit. med. Journ.* 14. August 1898).

MACEWEN, *Aneurysma*, etc. (*Lancet*, 1890, Bd. II, p. 1086).

SORGO, *Die Behandlung der Aneurysmen mit Gelatine* (*Therapie der Gegenwart*, 1900).

3. — ANASARQUE

Dans le courant de ces dix dernières années on a appliqué de plus en plus aux œdèmes des téguments des traitements mécaniques d'ordre chirurgical. Il nous paraît bon de traiter ici de leurs indications.

Indications des interventions chirurgicales. — Nous parlerons ici seulement de l'anasarque due à des troubles circulatoires d'origine cardiaque ou rénale. Les œdèmes dits cachectiques ne sont pas justiciables d'opérations.

On est loin de s'accorder sur la période la plus

favorable pour l'intervention, tandis que beaucoup voient dans l'opération la dernière planche de salut, mais après l'échec de tous les procédés thérapeutiques, d'autres au contraire préconisent l'intervention hâtive par des scarifications ou par la ponction suivie du drainage.

Il sera prudent d'adopter les indications formulées par Romberg : lorsque la diurèse ne se rétablit pas et que la diaphorèse n'est pas applicable ou est restée inefficace, si l'état du malade exige une prompte disparition des œdèmes, la ponction de la peau est indiquée. En outre de cette indication qui est une indication vitale, l'opération peut aussi être faite pour combattre une hydropisie volumineuse occasionnant beaucoup de troubles, lorsque préalablement et vainement le traitement médical a été mise en œuvre (Gumprecht) et lorsque l'état du malade est bon. Si la ponction de la peau ne peut pas être appliquée par suite du mauvais état des téguments et si les indications susmentionnées existent, on peut la remplacer par des incisions de la peau.

Contre-indications. — Des inflammations étendues (érysipèle, phlébites) des extrémités inférieures parlent contre les interventions opératoires. D'après mon expérience personnelle, un état éléphantiasique des membres inférieurs avec épaississement considérable, tension exagérée et transformation fibreuse du tissu sous cutané contre-indique l'introduction de canules dans l'épaisseur de la peau de ces extrémités, car il ne s'amasse que peu de sérosité dans les mailles conjonctives et par conséquent il ne s'écoulera qu'une petite quantité du liquide d'œdème par les orifices. Lorsque les malades sont abattus, impatients et malpropres, le danger est souvent très grand.

Dangers de l'opération. — Si le malade est malpropre et que le liquide s'écoule pendant très longtemps nécessitant un pansement fréquent des plaies, il peut facilement survenir une infection (érysipèle ou suppuration). Lorsque les incisions sont trop larges, laissant s'écouler en quelques heures beaucoup de liquide œdémateux, on voit souvent le collapsus ou la mort subite suivre la déshydratation du corps. A plusieurs reprises j'ai vu survenir la mort subite après l'écoulement rapide des œdèmes, mais seulement le deuxième ou quatrième jour après leur disparition et après une période d'euphorie relative, de telle sorte que j'ai pris la décision de ne laisser s'écouler par ponction ou scarification que quatre litres tout au plus par jour. Il faut encore mettre en balance la crainte de voir les scarifications et les ponctions tant vantées, trop souvent répétées, occasionnant une perte en albumine considérable, favoriser le développement de la dégénérescence amyloïde des viscères.

Succès des interventions opératoires. — Elles sauvent souvent la vie du malade ; elles favorisent le travail du cœur considérablement, ce qui rend possible la disparition des troubles de la circulation. L'état subjectif du malade s'améliore souvent dans un laps de temps de quelques heures ; les douleurs dans les jambes et la dyspnée disparaissent. Fréquemment le traitement chirurgical de l'anasarque augmente considérablement la diurèse ; les diurétiques et les toniques du cœur agissent mieux après la ponction ou les scarifications qu'auparavant. Chez un de mes malades atteint d'anasarque généralisée due à une insuffisance avec rétrécissement de la mitrale, j'ai vu après la ponction de l'ascite et après l'application durant plusieurs jours de petites canules dans la peau des extrémités inférieures les œdèmes disparaître complètement ; cette guérison s'est maintenue plus de trois ans sans la moindre velléité de retour de l'œdème.

BIBLIOGRAPHIE

GUMPRECHT, *Die chirurgische Behandlung der Hautwassersucht einst und jetzt* (*Zentralblatt für die Grenzgebiete der Medizin u. Chirurg.* 1899. N° 1 — 3).

FÜRBRINGER, *Behandlung des Hydrops* (*D. med. Wochenschr.* 1899, N° 1).

ROTMANN, *Die chirurgische Behandlung der Hautwassersucht* (*D. med Wochenschrift*, 1896, N° 48).

ROMBERG, *Behandlung der Herzkrankheiten* (*Handbuch der prakt. Medizin*, herausgegeben von Ebstein-Schwalbe, Bd. I, p. 912).

KRÖNIG, *Operative Behandlung der Hautwassersucht* (*Verhandlungen des Krongresses für innere Medizin*, 1897, p. 555).

4. — LES INDICATIONS DE LA SAIGNÉE (PHLÉBOTOMIE)

La saignée, si souvent pratiquée autrefois, a été ensuite complètement abandonnée. Actuellement on a fréquemment recours à la saignée. Elle répond à deux indications principales : l'évacuation de produits toxiques ; la décharge de l'appareil circulatoire. La phlébotomie n'est plus pratiquée dans un but antiphlogistique. Bien que ses indications ne soient pas encore bien établies, on peut cependant dire que la plupart des auteurs proposent la saignée dans les affections suivantes :

Dans le traitement de la **chlorose** la saignée a été préconisée mais ne semble pas être indiquée, car dans les cas graves dans lesquels le traitement ferrugineux reste inefficace la saignée échoue également et dans les cas légers, dans lesquels son emploi combiné à la médication ferrugineuse serait favorable elle est inutile car le fer seul guérit la malade. Du reste une saignée de quelque importance n'est pas sans danger, chez les chlorotiques. Deutschmann a observé à la suite d'une saignée une cécité complète due à la thrombose des vaisseaux rétiniens.

Dans le traitement des **intoxications** la saignée joue un rôle important lorsqu'il s'agit de substances toxiques qui se localisent en grande quantité dans le sang en y produisant des altérations pathologiques. Une forte saignée (300 à 400 centimètres cubes de sang) est surtout indiquée dans les **intoxications par les gaz tels que l'hydrogène sulfuré, le gaz d'éclairage, l'oxyde de carbone, l'acide cyanhydrique, le protoxyde d'azote employé comme anesthésique général.** Le danger de cette intervention est minime comparé à celui de la maladie pour laquelle on l'emploie ; il est bon de faire suivre la saignée, séance tenante, d'une injection de sérum artificiel. Le danger est grand chez un individu anémié (il peut se produire une thrombose à la suite), il est moins grand chez un malade pléthorique.

Dans l'**insolation** la saignée semble être indiquée lorsque la médication interne a échoué et que des convulsions apparaissent. Gérand a sauvé tous les malades qu'il a ainsi traités.

Urémie. — La saignée doit toujours être essayée dans les accès d'urémie; lorsque les accès surviennent brusquement et que tous les autres moyens restent inefficaces la saignée sauve souvent la vie du malade; comparée à la gravité de la maladie, l'intervention doit être considérée comme insignifiante.

« Dans les formes chroniques de l'urémie dans lesquelles les malades restent souvent pendant des semaines et des mois dans un léger état de somnolence seulement interrompu par des accès de dyspnée intense et de vomissements, formes qui le plus souvent sont dues à l'existence d'une néphrite interstitielle idiopathique ou secondaire, la saignée peut tout au plus être utile dans les accès convulsifs ou dans les états comateux : on a vu la soustraction d'une certaine quantité de sang suivie d'une injection de solution physiologique de NaCl empêcher la mort » (Strubell).

Si dans l'urémie due à des néphrites aiguës on ne pratique pas la saignée suivie d'injection de sérum artificiel et qu'on institue seulement un traitement interne, la marche de la maladie, d'après les expériences du Leube, semble être plus grave, plus menaçante et plus longue. J'ai plusieurs fois dans l'urémie aiguë obtenu des succès éclatants en pratiquant la saignée.

Eclampsie. — Dans cette affection, d'après Zweifel, il faut pratiquer une saignée abondante (500 grammes et davantage). Cette saignée semble dans beaucoup de cas faire disparaître l'éclampsie au moins pendant le temps qu'il faut à l'orifice utérin pour se dilater spontanément ou artificiellement et pour que l'utérus expulse le fœtus. Puisque la combinaison de ces deux procédés (traitement obstétrical et saignée) a donné jusqu'à présent les meilleurs résultats dans l'éclampsie, d'après Zweifel la saignée doit être préférée à toutes les autres méthodes de traitement (par exemple aux incisions profondes du col de l'utérus préconisées par Dührssen pour provoquer l'accouchement aussi rapidement que possible).

La saignée est absolument indiquée dans les cas où l'éclampsie survient pendant les suites de couches ou persiste bien que l'accouchement spontané ou artificiel se soit déjà produit (Strubell). La saignée affaiblit l'organisme, il est vrai, mais moins que l'éclampsie.

Pneumonie. — Lorsque le cœur commence à fléchir et qu'il existe de l'œdème pulmonaire la saignée est indiquée. L'affaiblissement du second ton pulmonaire nous renseigne sur le début de la faiblesse du cœur. La saignée procure alors souvent au malade un tel soulagement que l'organisme peut résister jusqu'au moment d'apparition de la crise. Dans ces cas l'indication est donc formelle, pourvu qu'il n'y ait pas d'autres complications mettant la vie en danger et que le malade ne soit pas plongé dans un état de marasme trop avancé. J'ai, à plusieurs reprises, eu l'impression d'avoir sauvé la vie de mes malades atteints de pneumonie en pratiquant la saignée surtout lorsque chez ces malades le cœur était en cause.

Troubles de la circulation. — Dans les troubles de la circulation dus à des maladies valvulaires ou à des maladies du myocarde les indications de la saignée ne sont pas encore tout à fait bien établies.

D'après Herbert Pavy la saignée est indiquée : dans la paralysie commençante du cœur, dans la dilatation du ventricule droit avec dyspnée progressive, dans l'œdème commençant de la base du poumon et lorsqu'on note un affaiblissement du second ton pulmonaire. Une bronchite intense et une pneumonie chez un alcoolique nécessitent d'après Strubell une intervention hâtive. Dans les affections chroniques du cœur la saignée n'a qu'un effet passager. On a plusieurs fois remarqué que la saignée faite chez des malades atteints d'une affection chronique du cœur provoquait des thromboses (par exemple de l'artère basilaire).

BIBLIOGRAPHIE

STRUBELL, *Der Aderlass* (*Zentralblatt für die Grenzgebiete der Medizin und Chirurgie*, 1902).

JAKSCH, *Ueber den therapeutischen Wert der Blutentziehungen* (*Prager medizinische Wochenschrift*, 1894, N° 32 — 35).

NONNE, *Aderlass bei Chlorose* (*Aerztlicher Verein zu Hamburg*, 25 juin 1895) (*Deutsche medizinische Wochenschrift*, 1896).

LEUBE, *Nierenkankheinten* (*Handbuch der Therapie* von Penzoldt-Stintzing, Bd. VI).

ZWEIFEL, *Zur Behandlung der Eklampsie* (*Zentralblatt für Gynäkologie*, 1895, N° 46).

AUFRECHT, *Lungenentzündungen* (Nothnagel's *Handbuch der speziellen Pathologie*, Bd. XIV).

BÄUMLER, *Kreislaufsstörungen* (*Handbuch der spez. Therapie* von Penzoldt-Stintzing, 2. Auflage, Bd. III).

PAVY, *Indikationen zum Aderlass* (*Birmingham medic. Review*, 1900, Dezember).

MALADIES DU TUBE DIGESTIF

A. — Maladies de la cavité bucco-pharyngée

1. — HYPERTROPHIE DES AMYGDALES

Étiologie.— Souvent on trouve une tare héréditaire. Des amygdalites à répétition, la scrofulose semblent jouer un rôle étiologique important.

Remarques anatomiques. — L'hypertrophie des amygdales est le plus souvent bilatérale, parfois elle est si considérable que l'isthme de la gorge est fortement rétréci. Les amygdales sont tantôt molles, tantôt dures, souvent fortement déchiquetées. Dans les cryptes on peut rencontrer des calculs, des bourbillons, du pus dont on ne soupçonnerait pas la présence par le simple aspect, mais qui apparaissent lorsqu'on exerce une forte pression sur l'amygdade. Parfois les vaisseaux (veines) afférents de l'endroit où il y a accumulation du pus sont thrombosés. J'ai vu plusieurs cas de septicémie mortelle, dont la source se trouvait dans une de ces collections purulentes qu'un examen spécial à l'autopsie permettait de décéler.

Remarques cliniques. — L'hypertrophie des amygdales favorise le retour fréquent de leurs inflammations qui, comme nous le savons maintenant sont loin d'être sans gravité. Lorsque l'hypertrophie est prononcée la respiration, surtout pendant le sommeil, est troublée et le malade éprouve des difficultés à la phonation et à la déglutition. Le catarrhe pharyngé qui existe simultanément se propage parfois aux trompes et des affections suppuratives de l'oreille moyenne peuvent en être la conséquence. L'hypertrophie de l'amygdale pharyngée complique fréquemment l'hypertrophie amygdalienne.

Indications de la tonsillotomie. — Les amygdales hypertrophiées doivent être enlevées si elles occasionnent le moindre trouble. La petite opération est donc indiquée lorsque les amygdales sont le siège habituel d'inflammations, qu'il existe des troubles de la phonation et de la déglutition, une tendance aux inflammations de la caisse du tympan avec dureté d'oreille, et que le sommeil est troublé (ronflement, réveil en sursaut, sécheresse de la gorge, efforts de déglutition et nausées).

Contre-indications. — La tonsillotomie est seulement contre-indiquée chez les hémophiles et chez les leucémiques.

Dangers de l'intervention opératoire. — Ils sont minimes. Dans des cas rares on observe des hémorragies provenant de la branche tonsillaire de l'artère ptérygo-palatine (O. Zuckerkandl). Dans un de mes cas qui concerne un hémophile (avant l'opération l'hémophilie n'avait pas été constatée), des hémorragies parenchymateuses menacèrent la vie du malade.

Suites de l'abstention opératoire.— Tendance aux amygdalites avec toutes leurs conséquences fâcheuses et dangereuses (affections auriculaires, catarrhe du pharynx, suppurations extensives, septicémie).

BIBLIOGRAPHIE

FRENKEL, Artikel « *Tonsillen* » in Eulenburg's *Realencyclopädie.*

LICHTWITZ, *Archiv fur Laryngologie*, Bd. II.

STÖRK, *Erkrankungen der Nase und des Rachens* (Nothnagel's *Handbuch der spez. Pathologie*).

FLEINER, *Krankheiten der Verdauungsorgane*, I. Teil, Stuttgart, 1896.

2. — ANGINE PHLEGMONEUSE

Etiologie. — L'affection est souvent provoquée par des streptocoques. Des altérations pathologiques dans le voisinage des amygdales ou dans ces dernières (par exemple amygdalite, calcul amygdalien, dents cariées) peuvent provoquer l'infection. Dans la diphtérie primitive et dans celle qui accompagne la scarlatine l'angine phlegmoneuse survient fréquemment.

Remarques anatomiques. — L'inflammation intéresse le tissu conjonctif interposé à l'amygdale et au voile du palais ou le tissu de l'amygdale elle-même. Le processus inflammatoire se termine d'habitude par la suppuration, parfois il se propage au tissu conjonctif voisin, donnant naissance à un phlegmon du plancher de la bouche avec œdème collatéral intense; cet œdème occupe parfois aussi l'entrée du larynx; quand il y a mort subite, c'est cet œdème qui est finalement en cause.

Remarques cliniques. — La maladie s'accompagne presque toujours d'une fièvre intense et de douleurs qui se montrent surtout lorsque le malade ouvre la bouche ou qu'il veut déglutir. A l'examen on constate un énorme gonflement du voile du palais (surtout d'un côté), du pilier antérieur, souvent aussi de l'amygdale. La région tuméfiée présente une couleur rouge foncé. Les parties voisines, notamment la luette et le bord du pilier antérieur, plus rarement l'entrée du larynx, sont œdématiés. Au bout de quelques jours la suppuration s'établit se développant d'abord dans le profondeur pour gagner ensuite la surface. D'ordinaire l'abcès s'ouvre au bout de huit jours; assez rarement, il se forme un phlegmon qui s'étend au plancher de la bouche (angine de Ludwig) et menace la vie du malade par œdème aigu de la glotte.

Indications des interventions opératoires. — On est en droit d'inciser dès qu'on soupçonne la suppuration, qu'elle soit superficielle ou profonde. L'incision est donc indiquée lorsque les symptômes sus-mentionnés se sont établis depuis huit jours. Si les douleurs sont intenses, il est utile de pratiquer de bonne heure une incision exploratrice profonde ; dans les autres cas on peut patienter quelque temps jusqu'à ce que l'abcès se soit complètement formé (Störk recommande de toujours attendre que la fluctuation puisse nettement être constatée). Si lors du premier examen on trouve un point fluctuant, l'incision immédiate est justifiée.

Étant donné que l'intervention est insignifiante elle ne présente pas de **contre-indication.**

Succès de l'incision. — L'ouverture de l'abcès soulage le malade tout de suite et les parties enflammées dégonflent rapidement. Lorsque l'incision pratiquée au lieu d'élection n'a pas ouvert le foyer purulent, le pus se fera jour par la plaie au bout de quelques jours.

Dangers de l'incision. — Il n'y en a pas lorsqu'on choisit l'endroit voulu, qui se trouve au milieu de l'espace qui s'étend entre la luette et la couronne de la dent de sagesse supérieure.

Suites de l'abstention opératoire. — Si l'on n'incise pas, cette affection douloureuse peut durer assez longtemps ; parfois il peut survenir de l'œdème de la glotte, une angine de Ludwig ou encore des propagations à distance de l'abcès. J'ai vu des cas dans lesquels la suppuration est descendue dans le médiastin.

BIBLIOGRAPHIE

STÖRCK, *Krankheiten der Nase, der Rachens* (Nothnagel's *Handbuch d. spez. Pathologie*, Wien, 1895).

STRUBING, *Krankheiten des Rachens* (*Handbuch d. prakt. Medizin*, herausgeb. von Ebstein-Schwalbe, 1869, Bd. I).

3. — L'ABCÈS RÉTRO-PHARYNGIEN ET LE PHLEGMON RÉTRO-PHARYNGIEN

Étiologie. — Le plus souvent l'abcès rétro-pharyngien se forme chez de petits enfants par suite de la suppuration de deux ganglions pré-vertébraux qui se trouvent entre la deuxième et la troisième vertèbre cervicale. La suppuration est provoquée par des inflammations de la muqueuse pharyngée; mais l'abcès peut aussi provenir de la colonne vertébrale et être de nature tuberculeuse. Je l'ai vu deux fois aussi survenir au cours de la syphilis des vertèbres cervicales (fait très rare!). Parfois ces inflammations se développent dans les affections générales ou à la suite de métastases ou de traumatismes (notamment cautérisations) de la paroi postérieure du pharynx. Rarement l'abcès rétro-pharyngien apparaît consécutivement à des suppurations chroniques de l'oreille moyenne.

Remarques cliniques. — L'abcès rétro-pharyngien se traduit par une série de phénomènes caractéristiques. La paroi postérieure du pharynx bombe en avant; on y constate de la fluctuation; la déglutition et l'expectoration sont très pénibles, douloureuses; dans les stades avancés de la maladie la déglutition des aliments solides est impossible; les liquides même passent difficilement et reviennent par la bouche et le nez. La parole a un son guttural (comme si le malade avait un obstacle dans la bouche); la respiration est gênée et ronflante, surtout lorsque la tête est inclinée en avant. Parfois surviennent des accès de suffocation. Souvent les abcès aigus s'accompagnent d'une forte élévation de la température; dans les abcès chroniques la fièvre peut manquer. Les phlegmons aigus peuvent occasionner une prostration grave et des symptômes d'ordre septique. Le gonflement douloureux des ganglions rétromaxillaires est fréquent; on observe souvent un œdème des parties voisines du foyer enflammé, notamment au niveau de l'entrée du larynx.

Diagnostic différentiel. — La fluctuation distingue cette affection des tumeurs rétro-pharyngiennes, de l'adénite rétro-pharyngienne non suppurée et des végétations adénoïdes.

Indications des interventions opératoires. — Dès qu'on a constaté l'abcès avec certitude (fluctuation), il faut l'ouvrir. Les indications de son ouverture à l'extérieur sont : le volume considérable, le fait qu'il s'agit d'un abcès par congestion, d'un abcès symptomatique d'un corps étranger, d'un phlegmon rétro-pharyngien grave. Dans l'abcès rétro-pharyngien vulgaire l'ouverture par la bouche est indiquée lorsque le diagnostic est certain.

Si on ne peut pas trouver le point fluctuant, que la dyspnée soit grande et que l'œdème de la glotte vienne à se déclarer, la trachéotomie est indiquée.

Il n'y a pas de **contre-indications** à l'intervention lorsque la suppuration est nettement reconnue.

Suites de l'abstention opératoire. — La mort peut survenir brusquement par asphyxie ou bien le pus peut descendre dans le médiastin, ou enfin il peut survenir une septicémie généralisée. D'après Bokai, sur 144 malades atteints d'abcès rétro-pharyngien 11 sont morts.

Dangers de l'opération. — Le malade peut mourir par aspiration de grosses quantités de pus ou bien l'aspiration peut être suivie de pneumonie.

BIBLIOGRAPHIE

Fleiner, *Erkrankungen der Verdauungsorgane*, I, Teil, Stuttgart, F. Enke.

Schech, *Krankheiten der Mundhöhle und des Rachens*, 4. Aufl.

Alexy, *Retropharyngealabscesse* (*Jahrbuch für Kinderheilkunde*, 1892, Neue Folge, Bd. XVII).

Neumann, *Akute Entzündung der retropharyngealen Lymphdrüsen.* (*Archiv f. Kinderheilkunde*, Bd. XV).

B. — Maladies de l'œsophage

1. — LA DILATATION FUSIFORME DE L'ŒSOPHAGE

Étiologie. — Dans une série de cas le spasme du cardia constitue le trouble initial; dans d'autres cas, il existe d'abord une atonie de la paroi avec dilatation consécutive de l'œsophage qui est suivie de cardio-spasme. La maladie débute à l'âge de vingt à quarante ans; elle est aussi fréquente chez l'homme que chez la femme; elle est habituellement acquise.

Remarques anatomo-pathologiques. — Le commencement de la dilatation se trouve d'ordinaire immédiatement au-dessous du larynx, elle augmente insensiblement jusqu'à la limite des tiers moyen et inférieur, atteignant parfois des degrés énormes (dans le cas de Rokitansky la dilatation avait le volume du bras d'un homme); finalement le calibre diminue rapidement jusqu'à la normale au niveau du dernier ou des deux derniers centimètres (Neumann). L'œsophage dilaté peut contenir jusqu'à 1.500 centimètres cubes de liquide. Le cardia est, dans la grande majorité des cas, indemne de toute cicatrice et ne présente pas de modifications susceptibles d'y produire des sténoses; souvent sa paroi est hypertrophiée.

Symptômes. — L'affection dans ses traits principaux donne l'impression d'une sténose œsophagienne à début plus ou moins rapide. Si les aliments et les boissons ne peuvent pas être poussés dans l'estomac à la faveur de divers artifices, le contenu de l'œsophage est régurgité, sans vomissements proprement dits. La rumination est fréquente.

L'examen pratiqué à l'aide de la sonde stomacal donne des renseignements très précieux. Tant que le tube est dans l'œsophage on ramène des débris d'aliments décomposés en grande quantité; on n'y trouve jamais de l'acide chlorhydrique ou de la pepsine. Si on pousse le tube plus loin, ce qui souvent n'est possible qu'après avoir vaincu une légère résistance, on peut retirer des masses alimentaires qui contiennent de l'acide chlorhydrique libre et de la pepsine. Par cette constatation on a la preuve qu'au-dessus du cardia existe une cavité dont le contenu ne se déverse pas forcément dans l'estomac. On peut aussi introduire un tube dans l'estomac et un autre dans l'œsophage et le long de ce dernier tube laisser couler un liquide coloré dans l'œsophage. Jamais ce liquide ne revient par le tube stomacal, mais toujours par le tube œsophagien.

Diagnostic et diagnostic différentiel. — Lorsque les symptômes susmentionnés existent, ils peuvent aussi être causés par un diverticule de la partie inférieure de l'œsophage. Le tube à diverticule de Leube permettra souvent de trancher la question. S'il entre toujours sans encombre dans l'estomac on aura affaire à une dilatation fusiforme. Le deuxième bruit de déglutition qu'on ausculte au niveau du cardia se trouve modifié dans la dilatation fusiforme; on entend quelquefois plusieurs minutes après l'acte de déglutition un bruit d'eau qui ruisselle. Parfois l'examen radiographique fournit des données utiles pour le diagnostic.

Indications des interventions opératoires. — Jusqu'à présent on n'a pratiqué que la gastrostomie dans cette affection et cela en dernier ressort, pour empêcher le malade de mourir de faim; l'opération est donc faite seulement dans les stades avancés.

Rumpel a proposé de traiter la dilatation elle-même par une opération, mais on n'a jamais tenu compte de cette proposition.

Pronostic. — L'affection progresse lentement et amène la mort par inanition. Dans plusieurs cas on a cependant réussi sans opération à maintenir le malade en vie pendant des dizaines d'années; le pronostic *quoad vitam* n'est donc pas absolument néfaste.

BIBLIOGRAPHIE

NEUMANN, *Die einfache gleichmässige Erweiterung der Speiseröhre* (*Zentralblatt für die Grenzgebiete der Medizin und Chirurgie*, 1900).

KRAUS, *Krankheiten der Speiseröhre* (Nothnagel's *Handbuch der speziellen Pathologie*, 1901).

2. — DIVERTICULES DE L'ŒSOPHAGE

Étiologie. — Les diverticules de *pression* doivent leur origine probablement à des anomalies embryologiques (minceur de la paroi postéro-inférieure du pharynx), anomalies qui sont le point de départ des phénomènes morbides après l'intervention de traumatismes locaux. Les diverticules de *traction* sont provoqués par des affections du voisinage de l'œsophage exerçant une traction sur cet organe (présence de ganglions enflammés, d'une pleurésie, d'une péricardite, de lésions vertébrales, etc.).

Remarques anatomo-pathologiques. — Les diverticules de traction qui au point de vue clinique n'ont pas une grande importance siègent souvent au niveau de la bifurcation de la trachée et sont assez petits.

Les diverticules de pression peuvent siéger soit assez haut (diverticules de pression pharyngo-œsophagiens ou diverticules de « Zenker »), soit aux parties inférieures de l'œsophage. Les diverticules de pression pharyngo-œsophagiens prennent naissance en un point faible de la musculature de la paroi postérieure du pharynx, à peu près au niveau du cartilage cricoïde ; ils communiquent parfois seulement par un petit orifice avec l'œsophage ; souvent cependant l'entrée de l'œsophage n'est pas la continuation du pharynx, mais ce dernier se continue directement dans le diverticule. Le diverticule est sacciforme, siège à côté de l'œsophage pouvant le comprimer fortement ; il peut atteindre le volume du poing d'un homme. Dans un de mes cas le diverticule avait presque la capacité d'un quart de litre.

Les diverticules qui occupent la partie inférieure de l'œsophage siègent sur la paroi postérieure de ce dernier, tout près de la bifurcation et peuvent avoir le volume d'un poing d'homme.

Les diverticules développés à la suite d'une inflammation font corps parfois avec les organes voisins et peuvent comprimer non seulement l'œsophage mais aussi la trachée. Les diverticules de pression ont un revêtement muqueux.

Symptômes. — Les diverticules de traction déterminent des phénomènes peu précis, de telle sorte qu'il est impossible de les reconnaître pendant la vie. Les diverticules de Zenker provoquent au début de légers troubles de déglutition, des raclements de la gorge, une expectoration muqueuse. Fréquemment on observe des vomissements après le repas. Aux stades avancés (lorsque la maladie dure déjà depuis plusieurs années) les troubles de la déglution augmentent de plus en plus; le sac se remplit au commencement du repas; les aliments y séjournent et s'y décomposent. Par la traction du sac et sa pression directe sur l'œsophage l'entrée de ce dernier est tiraillée, déformée sous forme de fente et rétrécie. Le sac augmentant de volume, l'œsophage est plus fortement rétréci et le contenu du sac est régurgité après une stagnation plus ou moins longue. Les masses rendues ne contiennent pas d'acide chlorhydrique libre, mais parfois de la dextrine; elles ne sont pas digérées et renferment de grandes quantités de mucus. Dans environ un tiers des cas on rencontre dans une ou dans les deux fosses sus-claviculaires une tumeur molle fluctuante au niveau de laquelle on entend des bruits (bruits du cou). Il y a souvent une fétidité très grande de l'haleine. Un symptôme très important est constitué par la « migration de l'obstacle » (Stark) qui s'explique par ce fait que l'obstacle dans le cours des années descend de plus en plus. A l'aide du tube œsophagien on peut établir un diagnostic exact. Les examens radiographiques peuvent ainsi avoir de l'importance. L'affection débute à un âge avancé; elle est éminemment chronique; elle peut conduire à une émaciation extrême.

Dans un cas que j'ai observé récemment et présenté à la Société de médecine, il s'était développé insensiblement un obstacle à la déglutition. On ne pouvait enfoncer le tube œsophagien qu'à une distance de 28 centimètres à partir de l'arcade dentaire. Le malade régurgitait souvent des débris alimentaires décomposés. Les lavages permettaient d'évaluer la teneur du sac qui contenait environ un quart de litre de liquide. A l'examen œsophagoscopique M. Lotheissen put rendre visible l'orifice du diverticule; il réussit à pousser la sonde jusque dans l'estomac. A l'aide de la radiographie on put voir nettement le sac rempli de bismuth et reconnaître une sonde de plomb en forme d'U qui y avait été introduite. Le sac siégeait dans la cavité thoracique et participait aux excursions respiratoires. La muqueuse du diverticule était ulcérée par places; il y avait une production énorme de mucus. La régurgitation se produisait sans peine pendant que le malade toussait ou lorsqu'on comprimait le sac. Comme on ne pouvait nourrir le malade excessivement affaibli que par le rectum, on tenta la gastrotomie au moment où éclatait une pneumonie. Mort au bout de quelques jours. La nécropsie permit de découvrir un gros diverticule de Zenker situé derrière l'œsophage et, au niveau de l'entrée du diverticule, un carcinome de l'œsophage au début de son développement.

Le *diverticule à siège profond* donne souvent seulement naissance à des phénomènes de sténose après que le diverticule s'est rempli pendant le repas; en même temps se déclarent des douleurs violentes. Les symptômes peuvent être semblables à ceux qu'engendrent les diverticules de Zenker. Le tube à diverticule et le succès incertain du cathétérisme confirment le diagnostic. L'œsophagoscopie peut également être d'un grand secours; parfois le diverticule sera révélé radioscopiquement par une ombre, si au préalable on l'a rempli d'une masse imperméable aux rayons X composée de bismuth et d'une purée de pommes de terre.

Le **diagnostic** peut être posé dans le cas d'un diverticule de Zenker en tenant compte de l'âge du malade, des commémoratifs, de l'inspection (tumeur du cou), et du cathétérisme. Contre l'idée d'un carcinome parle la durée de l'affection; contre celle d'une sténose cicatricielle l'étiologie.

Indications des interventions opératoires. — S'il existe une sténose imperméable la gastrostomie peut être indiquée; au point de vue de la conservation de la vie du malade elle aura le même succès que l'extirpation du diverticule (Starck). La gastrostomie sera surtout pratiquée chez ces sujets qui ne se laissent opérer qu'*in extremis* et chez les malades chez lesquels on ne veut pas employer l'anesthésie générale; enfin aussi dans les cas de sténose dans lesquels l'opération a peu de chance de succès. De plus la gastrostomie est indiquée pour instituer un traitement par le cathétérisme rétrograde.

L'opération radicale (extirpation) doit être prise en considération dans les diverticules volumineux et dans les petits diverticules de la partie supérieure de l'œsophage qui causent de la sténose et entravent l'alimentation. Elle doit être pratiquée aussi hâtivement que possible (Starck).

Contre-indications. — Si le marasme est très prononcé, on ne peut procéder à l'extirpation totale, car l'opération n'est pas exempte de dangers et nécessite une anesthésie générale durant assez longtemps.

Dangers de l'opération. — La gastrostomie est presque sans danger, tandis que l'extirpation totale est assez dangereuse.

Pronostic dans l'abstention opératoire. — L'affection a une marche lente et progressive et après avoir fait souffrir le malade cruellement pendant des années elle le tue par inanition.

BIBLIOGRAPHIE

KRAUS, *Die Erkrankunhen der Speiseröhre* (Nothnagel's *Handbuch der speziellen Pathologie*, Bd. XVI).

H. STARCK, *Die Divertikel der Speiseröhre*, Leipzig, 1900.

W. ROSENTHAL, *Die Pulsionsdivertikel des Schlundes*, Leipzig, 1902.

3. — STÉNOSES DE L'ŒSOPHAGE DE NATURE CICATRICIELLE ET CARCINOMATEUSE

Étiologie. — Les sténoses cicatricielles de l'œsophage se développent surtout après des brûlures et des cautérisations, plus rarement elles sont dues au décubitus ou à des influences traumatiques (blessures, etc.) ; elles peuvent aussi se produire par suite de l'adhérence avec un ganglion ou par suite de la guérison d'une ulcération qui s'est établie consécutivement à un diverticule de traction perforé.

Remarques anatomo-pathologiques. — Les points de prédilection des sténoses consécutives à des cautérisations sont, d'après Hacker, les isthmes physiologiques de l'œsophage ; le plus fréquemment on rencontre des sténoses annulaires au niveau du cartilage cricoïde, sur le cardia ou immédiatement au-dessus de ce dernier. Si l'altération cicatricielle occupe plus de 5 à 10 centimètres de l'œsophage il s'agit de sténose cylindrique. Parfois on constate des dilatations de la paroi au-dessus de la sténose ; elles peuvent s'ulcérer et se perforer en dehors.

Le carcinome est presque toujours primitif, rarement un carcinome du cardia s'étend secondairement à l'œsophage. Son siège de prédilection se trouve au niveau de la bifurcation. Le carcinome détermine tantôt une infiltration squirrheuse de la paroi suivie de sténose, tantôt il se présente sous l'aspect d'ulcérations en chou-fleur. La destruction du carcinome provoque des perforations dans les organes voisins (poumon, péricarde). Le carcinome peut se propager au médiastin, à la colonne vertébrale, etc. ; finalement il se généralise par la voie sanguine ou lymphatique.

Symptômes. — Les sténoses cicatricielles de l'œsophage occasionnent des troubles de déglutition au niveau du point rétréci, troubles qui augmentent continuellement (avec la progression de la sténose). L'alimentation est gênée, d'où un amaigrissement profond. Au-dessus de la partie sténosée l'œsophage se dilate et les aliments s'y décomposent.

Les mêmes phénomènes s'observent dans le carcinome ; mais dans cette dernière affection les malades se cachectisent vite. La régurgitation d'aliments est fréquente ; les malades éliminent aussi une grande quantité de mucus. A l'examen avec la sonde œsophagienne on trouve d'ordinaire, mais pas toujours, un obstacle. Il existe parfois des douleurs en dehors des repas. A l'œsophagoscope on peut voir directement le néoplasme. Le bruit qui se produit pendant la déglutition ne se révèle pas toujours à l'auscultation. A la fin de la maladie surviennent souvent des symptômes du côté des organes voisins. On observe du gonflement des ganglions susclaviculaires. Les signes des sténoses peuvent varier d'intensité par suite de la destruction de masses carcinomateuses.

Diagnostic différentiel. — La sténose cicatricielle se décèle par sa constatation directe et en tenant compte des commémoratifs. Le carcinome de l'œsophage lui aussi présente des signes tellement caractéritiques que le diagnostic est rarement douteux surtout si le cas concerne un individu d'un certain âge. Au point de vue du diagnostic différentiel parmi les principales affections qui peuvent le simuler, il faut nommer l'anévrysme de l'aorte, la dilatation fusiforme et le diverticule de l'œsophage. L'anévrysme se laisse facilement reconnaître par la présence d'autres symptômes qui lui sont propres et par la radiographie. Un changement assez rapide dans les symptômes de sténose parle plutôt contre le carcinome. Lorsqu'il y a disproportion entre la faculté de déglutition (impossibilité de déglutir) et le passage de la sonde (passage facile de la sonde) on pensera plutôt à un spasme. En faveur du diverticule milite le développement lent et la régurgitation par saccades de grosses quantités d'aliment décomposés qui s'étaient emmagasinés dans le diverticule.

Indications des interventions opératoires. — Si la sténose cicatricielle se trouve dans la partie supérieure de l'œsophage, si elle n'est pas trop large, annulaire et tellement rigide qu'elle ne puisse pas être dilatée par une autre méthode, ou s'il existe au-dessus d'une sténose étroite à siège élevé, de la dilatation, des poches et des coudes qui, l'expérience faite, opposent des difficultés thérapeutiques très grandes à tout procédé non opératoire, l'extirpation totale de la sténose doit être prise en considération (H. Starck).

D'après Hacker le gastrostomie est indiquée dans tous les cas de sténose infranchissable siégeant dans la partie thoracique de l'œsophage lorsque l'intervention opératoire est urgente. On procédera à l'opération dès qu'on aura constaté une baisse progressive du poids du corps et de la sécrétion de l'urine. Le gastrostomie dans les sténoses cicatricielles sert surtout à permettre la dilatation secondaire de la sténose et très rarement seulement à nourrir le malade par la fistule ainsi créée.

Dans le carcinome de la partie supérieure de l'œsophage l'extirpation radicale de la tumeur et, le cas échéant, la résection de l'œsophage sont indiquées.

Si le carcinome siège dans la partie inférieure de l'œsophage, la gastrostomie est indiquée pour créer une fistule par laquelle on nourrit la malade,

On n'est pas d'accord sur le moment où l'intervention doit être pratiquée. Hacker procède à la gastrostomie lorsque les malades ne peuvent plus s'alimenter suffisamment pour maintenir le poids du corps.

Lorsque le carcinome siège très haut et que la résection de l'œsophage et l'alimentation par la bouche sont devenues impossibles, on pratique une ouverture fistuleuse œsophagienne (Starck).

Résultats des opérations. — Dans les sténoses cicatricielles l'extirpation totale est un procédé assez dangereux; on a cependant guéri 4 cas sur 5. La méthode qui consiste à créer des fistules stomacales en vue d'un traitement des sténoses cicatricielles par la dilatation (tubage rétrogade) est très rarement employée (H. Starck). Dans les 52 cas rapportés par Hacker et dans lesquels toute autre méthode de traitement avait échoué, le tubage rétrograde après gastrostomie a amené la guérison.

Starck a pratiqué 18 fois la résection de l'œsophage dans le but d'extirper radicalement un carcinome; le résultat opératoire immédiat fut satisfaisant dans beaucoup de cas, mais aucun des malades ne survécut à l'opération plus de deux ans.

La création d'une fistule par l'œsophagotomie externe donne souvent de bons résultats : augmentation rapide du poids du malade, survie relativement longue.

Le succès de la gastrostomie est d'autant meilleur qu'on opère plus tôt; fréquemment, après l'opération, les aliments franchissent plus facilement la sténose carcinomateuse qu'auparavant; le poids du corps augmente presque toujours dans les premières semaines après l'opération. La durée moyenne de la survie après l'opération fut de 5 mois sur 66 malades de la clinique de Breslau.

Dangers des interventions. — Ainsi qu'on peut le voir d'après ce que nous avons dit plus haut, la résection de l'œsophage est une intervention assez dangereuse tandis que la gastrostomie est une opération relativement peu grave.

Contre-indications. — Si la sténose siège assez bas au-dessous de la crosse de l'aorte et qu'il y ait des adhérences étendues avec le voisinage, il ne faut pas pratiquer la résection de l'œsophage.

L'œsophagotomie externe est aussi contre-indiquée lorsque la sténose a un siège profond.

Suites de l'abstention opératoire. — Si l'on n'intervient pas il est souvent impossible d'instituer un traitement propice (dilatation de la sténose), et la vie du malade est bien abrégée par suite de son alimentation insuffisante.

BIBLIOGRAPHIE

H. Starck, *Die Behandlung der Oesophagusstenosen* (*Zentralblatt für die Grenzgebiete d. Med. u. Chirurgie*, 1902).

Kraus, *Krankheiten des Oesophagus* (Nothnagel's *Handbuch der speziellen Pathologie*, Bd. XVI, Wien, 1902).

Hacker, *Magenoperationen bei Carcinom* (*Wiener klinische Wochenschrift*, 1895, p. 447).

TABLE DES MATIÈRES

MALADIES DU SYSTÈME NERVEUX

A. — Maladies du cerveau et des méninges

B. — Maladies de la colonne vertébrale et de la moelle épinière

C. — Maladies des nerfs périphériques

MALADIES DU MÉDIASTIN

MALADIES DU SYSTÈME CIRCULATOIRE

MALADIES DU TUBE DIGESTIF

A. — Maladies de la bouche et du pharynx

B. — Maladies de l'œsophage

TOURS, IMPRIMERIE DESLIS FRÈRES, 6, RUE GAMBETTA.

Vigot Frères

Éditeurs

Extrait du

Catalogue Général

PARIS

23, PLACE DE L'ÉCOLE-DE-MÉDECINE

1905

TOURS, IMPRIMERIE DESLIS FRÈRES, RUE GAMBETTA, 6.

www.ingramcontent.com/pod-product-compliance
Ingram Content Group UK Ltd.
Pitfield, Milton Keynes, MK11 3LW, UK
UKHW020107200726
13856UKWH00002B/417